Saúde Mental

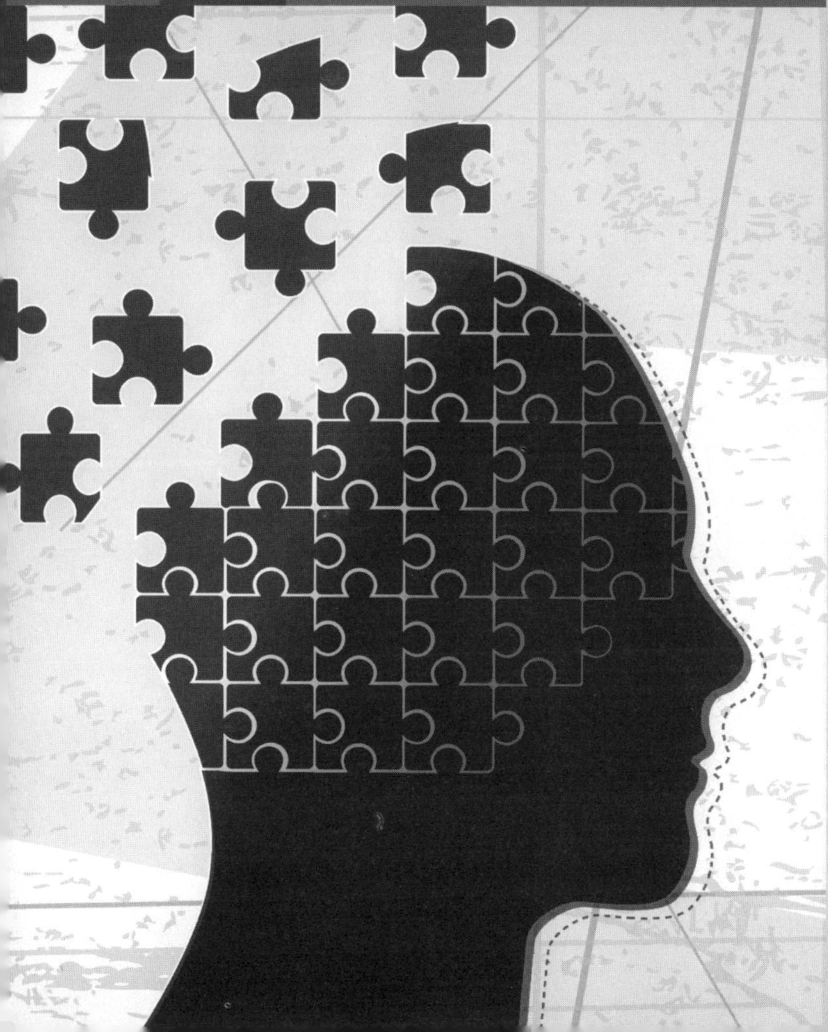

SÉRIE Hideko

Saúde Mental: cuidado e subjetividade

Vol. 2

ANA LÚCIA MACHADO
LUCIANA DE ALMEIDA COLVERO
JULIANA REALE CAÇAPAVA RODOLPHO
(orgs.)

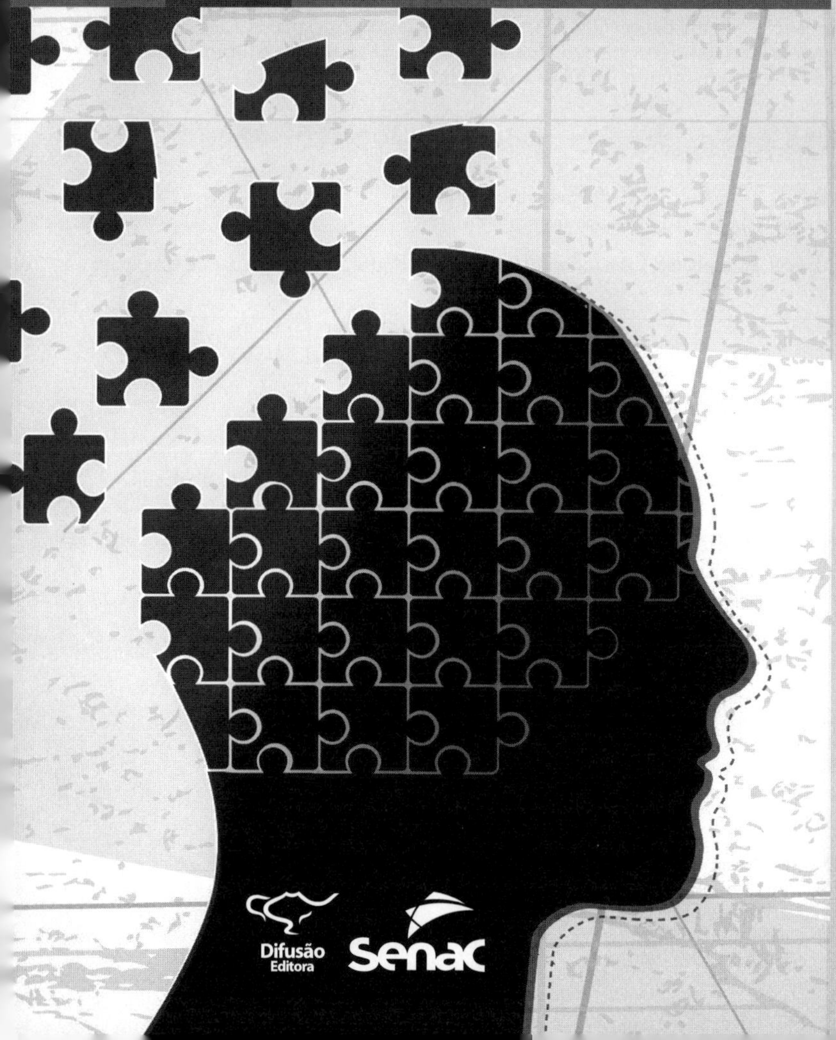

Difusão Editora
Senac

ISBN: 978-85-7808-121-8
Código: SMELT2E1I1

Editoras: Michelle Fernandes Aranha e Elvira Cardoso
Gerente de produção: Genilda Ferreira Murta
Coordenação editorial: Gabriela Torres Zimmermann, Neto Bach e Karine Fajardo
Colaboração editorial: Oldair Oliveira
Assistente editorial: Karen Abuin
Revisão: Olavo Avalone Filho e Roberta Santiago
Cotejo de revisão: Flavia Okumura
Capa, projeto gráfico e editoração: Farol Editora e Design

Dados Internacionais de Catalogação na Publicação (CIP)
(Câmara Brasileira do Livro, SP, Brasil)

Saúde Mental: cuidado e subjetividade: vol. 2 / Ana Lúcia Machado, Luciana de Almeida Colvero, Juliana Reale Caçapava Rodolpho (orgs.). São Caetano do Sul, SP: Difusão Editora ; Rio de Janeiro: Editora Senac Rio de Janeiro, 2013. -- (Série Hideko)

Bibliografia
ISBN 978-85-7808-121-8

1. Doenças mentais 2. Enfermagem psiquiátrica
3. Psiquiatria – História 4. Saúde mental

I. Machado, Ana Lúcia. II. Colvero, Luciana de Almeida. III. Rodolpho, Juliana Reale Caçapava.

12-13408 CDD-610.7368
NLM-WY 160

Índices para catálogo sistemático:
1. Saúde mental 610.7368
2. Enfermagem psiquiátrica 610.7368

SISTEMA FECOMÉRCIO-RJ
SENAC RIO DE JANEIRO
Presidente do Conselho Regional: Orlando Diniz
Diretor-Geral do Senac Rio de Janeiro: Julio Pedro
Conselho Editorial: Julio Pedro, Eduardo Diniz, Vania Carvalho, Marcelo Loureiro, Wilma Freitas, Manuel Vieira e Elvira Cardoso

Senac

Editora Senac Rio de Janeiro
Rua Marquês de Abrantes, 99/2º andar – Flamengo
Rio de Janeiro – RJ – CEP 22230-060
comercial.editora@rj.senac.br – editora@rj.senac.br
www.rj.senac.br/editora

Difusão Editora

Difusão Editora
Rua José Paolone, 70 – Santa Paula
São Caetano do Sul – SP – CEP 09521-370
difusao@difusaoeditora.com.br – www.difusaoeditora.com.br
Fone/fax: (11) 4227-9400

SUMÁRIO

NOTA DOS EDITORES

O nome escolhido para esta série – Hideko – é uma homenagem à enfermeira e professora Hideko Takeuchi Forcella, que, durante anos, contribuiu, de maneira silenciosa e altruísta, para o bem comum, tanto na prática quanto na docência da Enfermagem.

Hideko Takeuchi Forcella graduou-se na Escola de Enfermagem da Universidade de São Paulo (EEUSP) em 1971 e, posteriormente, concluiu mestrado em Enfermagem Psiquiátrica e doutorado em Enfermagem nessa mesma universidade. Foi professora adjunta da Faculdade de Ciências Médicas da Santa Casa de São Paulo (FCMSCSP), professora doutora do Centro de Estudos do Hospital Nove de Julho e professora doutora da USP, onde também foi responsável pelo Projeto Ombro Amigo, da Coordenadoria de Assistência Social (Coseas). A experiência na área de Enfermagem, com ênfase em Enfermagem Psiquiátrica, direcionou sua atuação, com destaque para exposição, assistência de enfermagem, saúde mental, relacionamento terapêutico enfermeiro-paciente e comunicação terapêutica.

Sentimo-nos honrados por demonstrar nossa gratidão ao trabalho de Hideko Takeuchi Forcella e deixamos registrado nosso agradecimento à sua família pela autorização concedida para o uso do nome. A *Série Hideko* é composta de títulos como *Enfermagem em Saúde Coletiva*, *Saúde Mental: cuidado e subjetividade* e *Enfermagem em Saúde da Mulher*.

PREFÁCIO

Cuidado e subjetividade: sob o signo da invenção

O livro que o leitor tem em mãos nos propõe *uma reflexão crítica sobre o cuidado*. Mais precisamente, apresenta-nos uma reflexão crítica sobre *a presença da subjetividade nas ações de cuidado*. É essa, portanto, a visada específica pela qual o multifacetado tema do cuidado é tomado pelas organizadoras Ana Lúcia Machado, Luciana de Almeida Colvero e Juliana Reale Caçapava Rodolpho, bem como pelos pesquisadores que participam desta coletânea sob a curadoria do trio.

As investigações que subsidiam essa reflexão crítica estão situadas no campo teórico-prático da Saúde Mental, tal como esse campo se define com base nas diretrizes postas pela Reforma Psiquiátrica brasileira e pelos princípios da Reabilitação Psicossocial. Contudo, se as reflexões do presente trabalho iluminam de forma especialmente penetrante esse campo específico, é preciso dizer que, de modo mais amplo, elas nos brindam com uma relevante contribuição para o enfrentamento de alguns dos maiores desafios postos para o campo da atenção à saúde. Com precisão, os autores e as organizadoras delimitam como questão de investigação mais geral justamente se perguntar "O que significa *cuidar* em saúde mental e em saúde?" Os estudiosos nos oferecem respostas a essa questão, cujas singularidade e riqueza se assentam, sobretudo, no modo como eles operam a noção de subjetividade.

Que compreensão da subjetividade encontramos aqui? Fundamentalmente, a do exercício de uma função criativa. Trata-se da expressão de uma potência criativa. Potência que é, por sua vez, atualizada pelas próprias organizadoras quando assumem que qualquer conceituação mais "enquadrada" da subjetividade escapa ao próprio movimento que torna esse conceito importante, qual seja: o reconhecimento de que a subjetividade é algo da ordem das experimentações e das invenções, expressando nossa potência de resistência e de criação. É como se pudéssemos, a cada texto reunido nesta coletânea pelo grupo de pesquisas da Subjetividade em Saúde, ouvir um mesmo ritornelo: "Eu queria iniciar uma experiência, e não apenas ser vítima de uma experiência não autorizada por mim, apenas acontecida."

Consequentemente, a presença da subjetividade no cuidado só pode ser pensada como a presença de uma dimensão criativa, inventiva, que deve intervir no ato mesmo de cuidar. Está posta, assim, uma concepção de cuidado que abre uma série conceitual que as autoras não se eximem de desdobrar. Quando a subjetividade é entendida, primordialmente, como força inventiva e criadora, o cuidado da subjetividade também passa a ser concebido como um "cuidado da resistência". Resistência ao que fecha, ao que abafa, ao que diminui a potência criativa. Como dizem as autoras do Capítulo 1 que também assinam a organização deste livro, trata-se de "um cuidado de ampliação, e não de adaptação", assim como se trata, igualmente, de um "cuidado da diferença", já que a subjetividade é exatamente aquilo que aportaria as forças heterogenéticas nas práticas de cuidado, é a presença de uma fina e delicada atenção ao que "faz diferir" no encontro cuidador.

Cuidar das subjetividades nos processos de atenção às pessoas em sofrimento é favorecer a irrupção das forças criativas que permitem a reinvenção de si e do mundo; é favorecer, portanto, a irrupção da própria subjetividade na cena do cuidado. Cuidar das subjetividades nos processos de gestão do trabalho e de formação dos trabalhadores é promover condições para que estes possam "criar cuidados".

Percebe-se, claramente, que certa "circularidade" vai se delineando na aproximação dessas duas noções e que aponta para uma indissociabilidade amalgamada sob o signo da invenção. Essa é, sem dúvida, a linha mestra que costura todas as produções que integram a coletânea, explorando diferentes facetas do cuidado. É a noção comum que só faz revelar com mais força a singularidade de cada experiência descrita e analisada.

Estes breves comentários expõem e exploram uma dimensão que me parece bastante central e estruturante da obra, mas nem de longe esgotam sua riqueza. No entanto, seria por demais excessivo discorrer, neste momento, sobre as tantas outras preciosidades conceituais e analíticas presentes neste livro, pois isso só faria adiar ainda mais e desnecessariamente o deleitoso mergulho que o leitor fará nas próximas páginas. Será, ademais, o mergulho em um texto saboroso, pleno de ressonâncias lispectorianas.

É com muita felicidade que somos levados a descobrir, nos ecos poético--políticos dos textos que nos são oferecidos por esse "grupo da inquietação", uma insuspeitada fertilidade no mais árido dos terrenos, o vicejar do humano nas paisagens aparentemente desertificadas das instituições, a produtividade vital irrompendo onde se acreditava haver apenas trabalho morto. Enfim, puro *sopro de vida: pulsações*...

Ricardo Rodrigues Teixeira*

Março de 2012

---

* Professor doutor do Departamento de Medicina Preventiva da Faculdade de Medicina da Universidade de São Paulo (USP). Graduado em Medicina pela Universidade Federal do Rio de Janeiro (UFRJ). Atua como consultor da Política Nacional de Humanização do Ministério da Saúde, coordenando a Rede HumanizaSUS.

SOBRE OS AUTORES

Ana Lúcia Machado

Graduada em Enfermagem em 1986 pela Universidade Federal de Juiz de Fora (UFJF), Minas Gerais, especialista em Enfermagem Psiquiátrica e Saúde Mental em 1988 pela Escola de Enfermagem de Ribeirão Preto da Universidade de São Paulo (EERP), mestre em Saúde Mental em 1993 pela Universidade Estadual de Campinas (Unicamp), doutora em Enfermagem em 1999 pela Escola de Enfermagem da Universidade São Paulo (EEUSP), pós-doutorado em 2004 pela Université de Paris V – René Descartes. Atualmente é livre-docente na EEUSP, atuando no Departamento de Enfermagem Materno-Infantil e Psiquiátrica, na área de enfermagem em saúde mental, em que desenvolve investigações sobre aspectos psicossociais do processo saúde-doença mental no contexto da pós-modernidade, focalizando sobretudo as dimensões da subjetividade no cuidado em saúde mental e a cartografia do cuidado em saúde.

Ariane Machado Palma do Prado

Graduada em Terapia Ocupacional em 2004 pela Universidade Federal de São Carlos/SP (UFSCar), especialista em Saúde Coletiva em 2006 pela Universidade de São Paulo (USP), mestre em Medicina Preventiva em 2009 pela USP. Atualmente é professora no Núcleo de Terapia Ocupacional da Universidade Federal de Sergipe (UFS), em Aracaju. Colabora com diversas publicações nas áreas de terapia ocupacional, saúde coletiva, saúde mental e educação. Sua produção científica privilegia temas como terapia ocupacional, políticas públicas, grupos populacionais excluídos, saúde/sofrimento mental, violência e uso abusivo de álcool e de drogas ilícitas.

Bianca Mara Maruco Lins Leal

Graduada em Enfermagem em 2007 pelas Faculdades Integradas Teresa D'Ávila (Fatea), em Lorena/SP, e mestre em 2010, pela Escola de Enfermagem da Universidade de São Paulo (EEUSP), com a dissertação *Movimentos do cuidado em saúde mental na estratégia saúde da família*. Atualmente trabalha como responsável técnica no Centro de Atenção Psicossocial, unidade infantil de Brasilândia, na capital paulista.

Cintia Adriana Vieira Gonçales

Graduada em Enfermagem em 1997 pela Faculdade de Enfermagem do Hospital Israelita Albert Einstein em São Paulo, especialista nas áreas de Enfermagem na Saúde Mental e Psiquiatria em 1998 e Educação em Saúde em 1999 pela Universidade Federal de São Paulo (Unifesp), mestre em Enfermagem Psiquiátrica em 2005 e doutora em Ciências em 2009 pela Universidade de São Paulo (USP). Trabalhou durante cinco anos como enfermeira assistencial no Hospital Israelita Albert Einstein e como docente no Centro Universitário São Camilo e na Universidade Nove de Julho, em São Paulo. Atualmente é professora convidada na Faculdade de Enfermagem do Hospital Israelita Albert Einstein.

Cleber Wilhans Spolle

Técnico em Música com especialização em Violão pela Fundação das Artes de São Caetano do Sul/SP, bacharel em Violão pela Faculdade de Artes Alcântara Machado em São Paulo, especialista em percussão vocal e percussão popular brasileira pela Universidade Livre de Música, em São Paulo, especialista em percussões africana e latina pelo Conservatório Souza Lima, em São Paulo. Participação em dezenas de *workshops* de artistas como Dinho Nascimento e Naná Vasconcelos. Atualmente, além de músico especializado em percussão, violão e musicalização, atua como pesquisador no campo musical e integra o Grupo de Estudos de Saúde Mental da Pós-Graduação da Escola de Enfermagem da Universidade de São Paulo (EEUSP).

Grasiella Bueno Mancilha

Bacharel em Enfermagem pela Escola de Enfermagem da Universidade de São Paulo (EEUSP), em Ribeirão Preto, com especialização em duas áreas: Psiquiatria e Saúde Mental, pelo Instituto de Psiquiatria do Hospital das Clínicas da Faculdade de Medicina da USP, e Dependência Química, pela Universidade Federal de São Paulo (Unifesp), na Unidade de Estudos em Álcool e Drogas. Atualmente é coordenadora da unidade Adolescente Feminino no Serviço de Atenção Integral ao Dependente – primeira iniciativa pública e gratuita da cidade de São Paulo voltada para o tratamento de dependentes químicos – e responsável técnica pelo serviço de Enfermagem.

Juliana Reale Caçapava Rodolpho

Graduada em Enfermagem em 2006 e mestre em Enfermagem em 2008, com ênfase em Saúde Mental, pela Escola de Enfermagem da Universidade de São Paulo (EEUSP); em Comunicação Social, em 2001, pela Escola de Comunicação e Artes da USP (ECA-USP). Na EEUSP, atuou como enfermeira especialista de maio de 2008 a dezembro de 2010 em laboratório de ensino na área de saúde mental. Atualmente é doutoranda em Ciências do Cuidado. O foco de sua pesquisa privilegia como temas a promoção de saúde, a saúde da mulher, a saúde mental e a educação em saúde.

Jussara Carvalho dos Santos

Bacharel em Enfermagem em 2007 pela Universidade Estadual de Campinas (Unicamp), especialista em Saúde Mental e Psiquiátrica em 2010 pela Universidade Federal de São Paulo (Unifesp), cursa mestrado em Enfermagem pela Escola de Enfermagem da Universidade de São Paulo (EEUSP). Atualmente trabalha como enfermeira no Hospital Estadual de Diadema, unidade gerenciada pela Associação Paulista para o Desenvolvimento da Medicina.

Karen Roberta Steagall Bigatto

Graduada em Enfermagem em 2008 pela Escola de Enfermagem da Universidade de São Paulo (EEUSP), com especialização em Saúde da Família em 2011 pela Universidade Aberta do Serviço Único de Saúde (UnA-SUS). Privilegia como áreas de interesse saúde mental e deficiência física e intelectual.

Lucas Pereira de Melo

Bacharel em Enfermagem em 2007 pela Fundação de Ensino Superior de Olinda (Funeso), Pernambuco, mestre em Enfermagem em 2009 pela Universidade Estadual de Campinas (Unicamp). Atualmente é doutorando na Escola de Enfermagem da Universidade de São Paulo (EEUSP). Sua pesquisa, com enfoque interdisciplinar, está vinculada a estes campos: antropologia da saúde, ciências sociais e saúde, saúde da família, saúde coletiva, cultura e poder nas organizações de saúde, e enfermagem transcultural.

Luciana de Almeida Colvero

Graduada em Enfermagem em 1985 pela Escola de Enfermagem da Universidade de São Paulo (EEUSP), com especialização em Enfermagem em Saúde Mental em 1989 pela então Escola Paulista de Medicina (hoje Universidade Federal de São Paulo – Unifesp), em Saúde Pública em 1988 pela USP e em Enfermagem do Trabalho em 1986 pela Universidade de Taubaté/SP (Unitau). Mestre em 1994 e depois doutora em Enfermagem em 2002 pela USP. Atualmente é professora doutora na USP e revisora da *Revista da Escola de Enfermagem da USP*; da *Unopar Científica*, da Universidade Norte do Paraná (Unopar); da *Gaúcha de Enfermagem*, da Universidade Federal do Rio Grande do Sul (UFRGS); da *Reme*, da Universidade Federal de Minas Gerais (UFMG); e da *Acta Paulista de Enfermagem*, da Unifesp. Em seus trabalhos de pesquisa, privilegia temas relacionados à saúde mental e convivência.

Rosangela Kátia de Carvalho

Graduada em Enfermagem em 2000 pela Escola de Enfermagem da Universidade de São Paulo (EEUSP) e em Psicologia em 2006 pela Universidade São Marcos/SP, além de mestre em Enfermagem Psiquiátrica e Saúde Mental em 2008 pela EEUSP. Sua experiência profissional se concentra na área de enfermagem psiquiátrica e saúde pública, com foco principal nos seguintes temas: enfermagem, saúde mental, reabilitação psicossocial, pesquisa, reorientação curricular, psicologia social e comunitária e grupos.

Rosimeire Angela de Queiroz Soares

Graduada em Enfermagem em 2002 pela Escola de Enfermagem da Universidade de São Paulo (EEUSP), com licenciatura em Enfermagem no mesmo ano pela Faculdade de Educação da Universidade de São Paulo (USP); e especialização em Cardiologia em 2003 pela Faculdade de Medicina da USP. Exerce a profissão desde 2003 em unidades de terapia intensiva infantil e cardiológica. Atualmente trabalha como enfermeira no Instituto do Coração do Hospital das Clínicas da Faculdade de Medicina e é doutoranda na EEUSP.

Sara Giubilei Santos

Graduada em Enfermagem pela Escola de Enfermagem da Universidade de São Paulo (EEUSP), trabalha como enfermeira no programa Estratégia de Saúde da Família, em que é corresponsável pela unidade e líder de equipe, exercendo atividades gerenciais e assistenciais na unidade Saúde da Família. É fundadora e coordenadora da Liga de Saúde Mental e doutoranda da EEUSP.

Wânia Regina Veiga Martines

Graduada em Enfermagem em 1998 pela Escola de Enfermagem da Universidade de São Paulo (EEUSP), com especialização em Gerência de Unidades Básicas de Saúde do Sistema Único de Saúde (SUS), em 2003, pela Faculdade de Saúde Pública da USP. Mestre em Enfermagem na Saúde do Adulto em 2005 e doutora em Saúde Mental em 2011 pela EEUSP. Atualmente suas atividades profissionais se concentram nas áreas de saúde mental, saúde coletiva, atenção básica à saúde e estratégia de saúde da família.

APRESENTAÇÃO

O objetivo desta obra é convidar o leitor, profissional de saúde, a uma reflexão crítica sobre o cuidado. Ao longo desta construção tecida a muitas mãos, a simples palavra cuidado, por vezes empregada de forma equivocada, vai nos trazendo questionamentos que abrem caminhos para pensarmos em possibilidades e potências, inquietando-nos diante das rotinas, dos protocolos, das práticas alienadas e alienantes, dos muros, das forças a favor da corrente e do que é corrente, das respostas prontas e das soluções imediatas.

Isso nos leva a pensar em nosso propósito como trabalhadores, nas escolhas que fazemos ao longo de nosso projeto-vida: com base em que nutrimos nossos saberes e fazeres, em que lugares ficaram nossos desejos? Há, em nossas práticas, ruídos que nos paralisam e nos levam a negar sem superar, a nos asilar no silêncio do não confrontado, da música que não ressoa, da voz que não reverbera?

Em cada capítulo, buscamos discutir o cuidado como o processo que envolve os sentidos, as trocas, os afetos, as redes, as buscas, os sonhos, as tensões, a complexidade de tudo o que é humano, sensível, latente.

Começamos apresentando o grupo de pesquisas da Subjetividade em Saúde da Escola de Enfermagem da Universidade de São Paulo (EEUSP), idealizador do projeto deste livro, produto da inquietação de docentes de Enfermagem em Saúde Mental, alunos de graduação, pós-graduação e profissionais, com o intuito de gerar um arcabouço de conceitos, de autores e de encadeamento de ideias que possibilite reflexão, discussão e ação para um cuidado que dimensione os aparatos social e político nos contextos de inserção das pessoas e de seus processos de adoecimento psíquico.

Esse cuidado é percebido obrigatoriamente como um *continuum* entre o físico e o emocional, o coletivo e o singular, o objetivo e o subjetivo, pautando a produção de práticas de ensino que ponham em discussão a política grande e a pequena, a economia, os valores da sociedade, os arranjos coletivos, as normas e estruturas dos grupos, os desejos mais genuínos das pessoas na produção de suas vidas. É, portanto, constituído com base na criação de possibilidades de observação, percepção e diálogo com o sujeito singular que sofre, com a visualização do mundo que o cerca e que produz forças em todas as direções que possibilitam o adoecimento e o bem-estar.

No Capítulo 2, no qual abordamos o processo inclusão-exclusão das pessoas em sofrimento psíquico, visamos contribuir para a desconstrução de uma visão que segregue a diferença ajudando a construir cuidados singulares para as diversas necessidades dessas pessoas, respeitando suas diferenças e estimulando suas potencialidades. Nosso exercício foi pontuar os diferentes componentes do processo inclusão-exclusão das pessoas em sofrimento psíquico para melhor compreendê-lo, garantindo abordar suas diferentes dimensões e discutir todas as facetas do fenômeno, lembrando, porém, que esses aspectos se relacionam de forma dialética.

No Capítulo 3, sobre trabalho em equipe, buscamos redimensionar o território do cuidado como um lugar de reflexão crítica, de autoconhecimento e de ressignificação de práticas, como um mergulho rumo a um fazer coletivo e solidário, aberto a novas experiências e às potências entrelaçadas a essas experiências, tecendo redes acolhedoras, mas que não destituem os sujeitos de autonomia, ampliando espaços de conversas inclusivas e afetando cada vez mais sujeitos trabalhadores na produção da integralidade do cuidado em saúde mental.

No Capítulo 4, que discorre sobre o cotidiano de cuidados em saúde mental no contexto da Atenção Básica, a discussão gira em torno da necessidade de reflexão sobre as iniciativas práticas de cuidado no modo de atenção psicossocial, cenário de cuidados genericamente desenhado e anunciado como parte de uma política pública de saúde sob os princípios e as diretrizes que regem o Sistema Único de Saúde (SUS), especialmente aquelas que dizem respeito à família e à saúde mental na Atenção Básica.

Um dos grandes desafios que apontamos é o uso de tecnologias de cuidado que sejam capazes de contribuir não só com aspectos pontuais do processo de adoecimento e do manejo do sofrimento mental mas também, sobretudo, para um cotidiano de cuidados que impliquem com a produção de projetos de vida das pessoas: usuários, famílias e trabalhadores de saúde.

No Capítulo 5, a reflexão sobre o cuidado é semeada no contexto hospitalar com base em uma reflexão sobre a construção histórica e social do hospital, processo que o constituiu como importante instituição na sociedade moderna. São discutidas também a vivência dos sujeitos sociais que dele fazem parte e a construção de subjetividades nesse terreno, árido e imponente por fora, como instituição engessada e bastante normatizada, mas fértil e produtiva em sua essência, já que o universo de subjetividades desse espaço de cuidado é qualitativamente significativo (ou não), a depender da disposição para investir e trabalhar nessa empreitada que se chama trabalho em saúde (vida).

Por fim, encerramos com o Capítulo 6, no qual discorremos sobre a presença da música no cuidado em saúde mental. Para isso, apresentamos duas experiências que ocorreram em locais diferentes. Trata-se de relato sobre a música como forma de expressão de subjetividades de quem cuida e de quem é cuidado, em que o protagonista é o próprio usuário.

Ana Lúcia Machado
Luciana de Almeida Colvero
Juliana Reale Caçapava Rodolpho

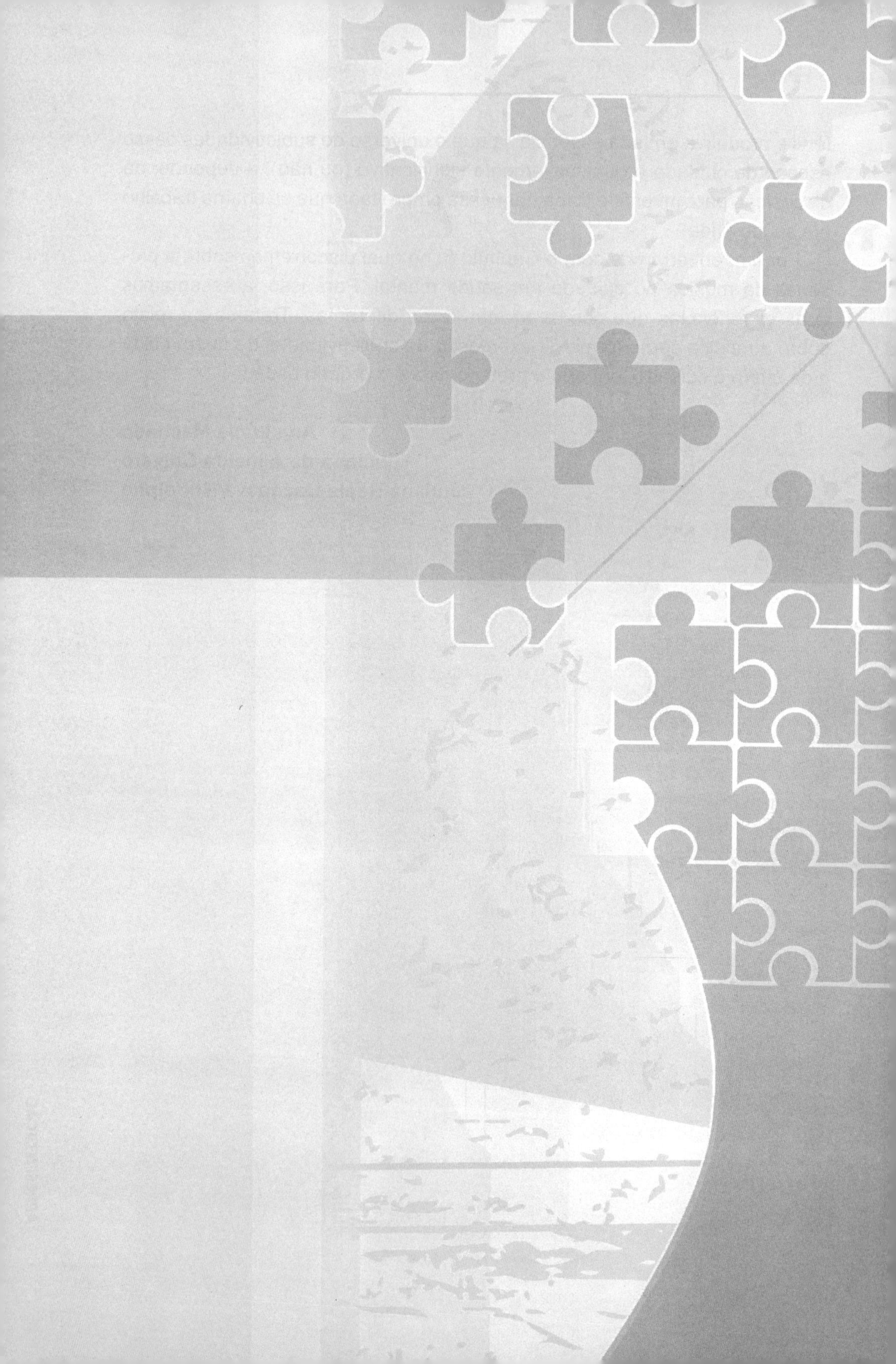

CAPÍTULO 1

HISTÓRIAS DO GRUPO DE PESQUISAS DA SUBJETIVIDADE EM SAÚDE

Ana Lúcia Machado
Luciana de Almeida Colvero

> (...) quando Deleuze diz, numa aula de 1976, que se deve trabalhar com um saco e, ao encontrar alguma coisa que sirva, botar no saco, é evidente que há um critério para que alguma coisa sirva: a diferença (MACHADO, 2009, p. 36).

Introdução

Nos idos de 1997, iniciamos pequenas reuniões a fim de pensar e definir o que estudar para ampliar o campo de conhecimentos da Enfermagem em Saúde Mental. Ampliar primeiramente pela via da sociologia, da filosofia e da psicanálise: áreas de saber que, acreditávamos, nos dariam um aparato complexo para o ensino do Cuidado de Enfermagem em Saúde Mental. Seguimos acreditando.

Acreditamos na produção do ensino, na produção de práticas de ensino em saúde mental, na produção do cuidado, na produção do cuidado de pessoas com sofrimento psíquico. Acreditamos na produção de subjetividades tanto dos sujeitos que sofrem quanto dos sujeitos que cuidam e dos que aprendem a cuidar no cotidiano.

Entendemos que o cuidado é obrigatoriamente um *continuum* entre o físico e o emocional, entre o coletivo e o singular, entre o objetivo e o subjetivo, portanto, ensinar a cuidar é acreditar nessas produções e nessas subjetividades amparadas para o melhor e o pior na consonância, na fluência dos ritmos de uma sociedade em todas as suas esferas.

O nome desse grupo era grupo de estudos da Subjetividade em Saúde; depois, pelas dinâmicas institucionais, passou a ser grupo de pesquisas da Subjetividade em Saúde. Nosso maior intuito, em um primeiro momento, era o estudo – ainda é; será sempre. Acreditamos que a prática de estudar dispara as disposições teóricas, conceituais, metodológicas para a investigação e as proposições criativas. Estudar é ler, discutir, dialogar e formular perguntas. Estudar é indagar infinitamente: "Por que o céu é azul?".

Subjetividade *em* saúde: "em" é uma preposição que liga dois elementos – no caso, substantivos –, estabelecendo relações de sentido e dependência. Podemos dizer que subordina o segundo elemento ao primeiro, subordina a saúde à subjetividade, ou que o sentido da primeira palavra é completado pela segunda.

Podemos ter a pretensão de inventar conceitos. Inventar conceitos que suportem o novo da política de saúde, da política de saúde mental, o novo das tecnologias, os novos símbolos da saúde e da saúde mental, os novos símbolos do adoecimento psíquico. Não queremos refletir sobre o cuidado, ou sobre o sujeito, ou sobre as intersubjetividades. Queremos criar novos cuidados das subjetividades em um tempo de angústias contemporâneas.

> **Dá-me a Tua Mão**
>
> Dá-me a tua mão: vou agora te contar como entrei no inexpressivo que sempre foi a minha busca cega e secreta. De como entrei naquilo que existe entre o número um e o número dois, de como vi a linha de mistério e fogo, e que é linha sub-reptícia. Entre duas notas de música existe uma nota, entre dois fatos existe um fato, entre dois grãos de areia, por mais juntos que estejam, existe um intervalo de espaço, existe um sentir que é entre o sentir – nos interstícios da matéria primordial está a linha de mistério e fogo que é a respiração do mundo, e a respiração contínua do mundo é aquilo que ouvimos e chamamos de silêncio (LISPECTOR, 2009, p. 97).

Com a oportunidade da Reforma Sanitária, aproveitando o borbulhar da Reforma Psiquiátrica, ousamos na criação de um novo cuidado das subjetividades. Para essa criação, o grupo de pesquisas persegue saberes de outros domínios – sociologia, psicanálise, filosofia, antropologia. Outros domínios que transitam pelo homem, pelo que é homem, pelo que pensa o homem, pelo que faz o homem, pelo que deseja o homem. Homem como sujeito, pessoa, indivíduo, cidadão isolado ou coletivo, agrupamento de homens que querem algo.

O grupo de pesquisas da Subjetividade em Saúde é composto de pessoas que vão estudar a complexidade da ação humana diante do processo saúde-doença; no caso, saúde-doença mental. A complexidade do sofrimento psíquico em suas vibrações amenas e dolorosas do social, do cultural, do psíquico, do biológico, enfim, da vida. A vida sofrida na convivência com o sofrimento psíquico.

Enfim, a partir de 1997, passamos a ler e a conversar com autores como Alain Touraine, Suely Rolnik, Gilles Deleuze, Michel Foucault, Joel Birman, Peter Pál Pelbart, além de outros. Alguns desses permanecem até hoje, outros se aproximaram, afastaram-se, e há ainda os que fincaram o pé no terreno de nossos estudos e pesquisas.

Um diálogo inquieto entre duas docentes expandiu a interlocução com autores da saúde mental, da psiquiatria, da psicologia, da enfermagem e da saúde coletiva. Ampliamos nosso diálogo com outros profissionais. Pesquisas são iniciadas, com escritos, resumos, artigos, apresentação de trabalhos em eventos (COLVERO; MACHADO, 1999; MACHADO; COLVERO, 1999; MACHADO *et al.*, 2004; MACHADO; COLVERO, 2004; MACHADO *et al.*, 2009).

Como nossa atividade de trabalho prioritária é o ensino, propusemos uma disciplina optativa para a graduação – "Dimensões da subjetividade no cuidado de enfermagem" –, criada em 2001 e que, até 2011, havia sido ministrada seis vezes. Em cada turma, experimentamos uma nova composição pedagógica, possibilitando incômodo e acolhida para as discussões do cuidado sutil, subjetivo, do cuidado *continuum*, da produção de cuidados em saúde pela via da subjetividade. Essa disciplina é aberta para a saúde em geral, não se restringindo à saúde mental.

Em 2001 e em 2002, a dupla de docentes dobrou e mais duas professoras doutoras de Enfermagem se associaram: uma de saúde mental e outra de saúde coletiva; respectivamente, Marli Alves Rolim e Lúcia Maria Frazão Helene. Dinamizamos conversas, dúvidas, trabalhos, o aparato teórico começou a tomar forma e a criar fôlego. Tornou-se real a cooperação interdepartamental. Ocorreu a materialidade das exigências institucionais: o grupo foi cadastrado no Conselho Nacional de Desenvolvimento Científico e Tecnológico (CNPq) (2002) e passamos a manter reuniões mensais regulares a partir de 2004.

Antes da entrada das duas novas docentes, ousamos na proposição de uma disciplina de pós-graduação – "Dimensões da subjetividade no cuidado em saúde mental" – que foi ministrada anualmente durante sete anos. Vale o registro, que nos orgulha, da presença de professores convidados para essa disciplina: Suely Rolnik (2004), José Ricardo Ayres (2004), Joel Birman

(2005), Benilton Bezerra Júnior (2006) e Ricardo Rodrigues Teixeira, presente todos os anos desde 2005. São pesquisadores afinados com nossas reflexões acerca da produção de subjetividades no cuidado em saúde mental.

Em 2006, registramos mais um salto, com uma nova disciplina de pós-graduação – "A subjetividade nas práticas de saúde mental e saúde coletiva" –, pontuando a subjetividade em confluência com essas áreas. Essa disciplina foi ministrada por dois anos apenas, sendo suspensa em razão de reformulações do programa de pós-graduação. Para ministrar aulas nessa disciplina, que foram ampliadas para a comunidade de trabalhadores e pesquisadores, convidamos, em 2007, Paulo Amarante e Ricardo Rodrigues Teixeira; e, em 2008, contamos, além de Ricardo Teixeira novamente, com Luís Fernando Farah de Tófoli.

Músicas e filmes são nossos recursos para além do instrumental tradicional pedagógico: músicas de Lenine, Mawaca, o DVD *Ser Minas tão Gerais*, do Ponto de Partida, e os Meninos de Araçuaí; filmes como *Confiança*, de Hal Hartley; *Estamira*, de Marcos Prado; *Dogville*, de Lars Von Trier; e o média-metragem *O nome do cuidado*, de Leo Lama e Paulo Hersch Rosenbaum.

Nos anos de 2006 e 2007, tivemos belos e densos momentos em janeiro e em fevereiro com um curso de verão: o curso de difusão cultural "Subjetividade do cuidado em saúde na perspectiva da enfermagem", bem como um parceiro especial: Emerson Elias Merhy.

Em 26 de outubro de 2007, realizamos o primeiro seminário do grupo de pesquisas da Subjetividade em Saúde, com os participantes do grupo e pessoas convidadas. Teve como tema "A produção do cuidado e a subjetividade", e a ideia foi apresentar e discutir as produções daquele momento. O grupo foi dividido em dois e trabalhou os seguintes temas: "Outra forma de cuidar: corpo, arte e religião" e "Trabalho, prazer e formação". Tivemos uma tarde proveitosa, com apresentações criativas de representatividade cuidadora, o que possibilitou um diálogo diverso e produtivo. Em cada sessão, estiveram presentes, em média, trinta pessoas.

Após a apresentação dos grupos, houve intensa e rica discussão envolvendo também os convidados, o que possibilitou uma reflexão crítica acerca do cuidado em saúde mental nos diversos serviços da rede de atenção, já que o seminário contou com a participação de profissionais de saúde que puderam focalizar suas práticas e, com o emprego de suas narrativas, compartilhar experiências e inquietações.

Em 2008, realizou-se, na Escola de Enfermagem da Universidade de São Paulo (EEUSP), o fórum de pesquisa intitulado "O profissional de saúde frente às questões de violência: subsídios institucionais e comunitários". Esse evento foi organizado em forma de parceria entre o grupo de pesquisas da Subjetividade em Saúde e o grupo de pesquisas "A criança em situação de exclusão social e/ou violência", coordenado pela profa. dra. Moneda Ribeiro. Esse fórum contou com a ilustre participação do psiquiatra e psicoterapeuta Jonas Melman.

O objetivo de tal evento foi discutir a questão da violência contra a criança na perspectiva dos trabalhadores de saúde que atuam nos diversos serviços da rede de atenção, produzindo uma reflexão sobre um cuidado que seja compartilhado, produzido em (e por meio de) redes de relações entre trabalhadores das unidades de saúde e entre estes e os demais equipamentos sociais de dada comunidade. Esse cuidado, portanto, não se restringe ao encaminhamento e ao cumprimento de protocolos burocráticos; implica apoio mútuo entre os recursos sociais parceiros, acolhimento entre os trabalhadores e destes para com os usuários, inclusão social, convívio com as diferenças e os diferentes, contando com parcerias, e não com simples direcionamentos sobre fluxos a serem seguidos por profissionais e usuários.

Projetos de pesquisa de iniciação científica, monografias, dissertações e teses foram produzidos nesses anos. Mantemos vigor nessa produção ao discutir os projetos nas disciplinas com apresentação e avaliação nas reuniões mensais do grupo, e, mais recentemente, com sua divulgação em eventos e periódicos. Parte dessas pesquisas está potencializada nos capítulos deste livro.

Nossa preocupação é com o questionamento, a dúvida, a habilidade em elaborar perguntas ao pensar em objetos de estudo, metodologias e investigações científicas. A metodologia é diferenciada ao se tratar dessa temática. Isso é problematizado no grupo em forma de leituras, discussões e estudos. Escolhemos livros, textos e artigos para debates: Gregório Baremblitt (2002), Emerson Elias Merhy (2004), Félix Guattari (1995), Michel Maffesoli (2005), Boaventura de Sousa Santos (1999), Joel Birman (s/d), entre outros.

A atmosfera das reuniões mensais oscila entre uma conversa teórica amena, um novo livro indicado, um novo evento divulgado, um debate acalorado sobre os projetos de pesquisa apresentados. A presença é dinâmica, com entrada, saída e circulação de alunos de graduação e pós-graduação regulares, alunos de outras universidades, profissionais interessados na temática, na pesquisa e na pós-graduação, ex-alunos de graduação e pós, enfim, um grupo heterogêneo. Entre uma discussão e outra sempre circula uma latinha recheada de balas para aguçar nossos sabores e saberes!

Algumas pessoas que compõem esse grupo se lançaram na aventura de produzir um livro de saúde mental para profissionais de nível médio da Enfermagem (MACHADO; COLVERO, 2009). Alguns participantes dessa empreitada e outros mais estão no empenho de produzir este novo livro – um retrato temporal do grupo de pesquisas da Subjetividade em Saúde e de sua produção de cuidados da subjetividade.

Ao longo desses anos, delimitam-se questões verticalizantes em nossas produções: "O que significa *cuidar* em saúde mental e em saúde?"; "O que significa *pesquisar subjetividades* em saúde?"; "O que significa *cuidado das subjetividades*?".

CONCEITOS PREFERENCIAIS PARA A CONSTRUÇÃO DO CUIDADO DAS SUBJETIVIDADES

Nosso grande campo teórico de pesquisas e de práticas é a Saúde Mental; por isso, discorremos sobre alguns pontos nesse campo. Ao se falar de saúde mental no Brasil na atualidade, toca-se em uma área em "reformas", as quais instigam a criação de novas tecnologias de cuidar que requerem novas ideias e novos movimentos de todos os atores envolvidos, ou seja, os usuários dos serviços de saúde mental e seus familiares, os profissionais, os legisladores, os políticos da saúde e a universidade no tocante à elaboração de novas pesquisas e de novos impactos na construção cotidiana de saberes e de ações terapêutico-reabilitatórias.

As constatações feitas a respeito das transformações das políticas de saúde mental têm o intuito de visualizar um cenário em mutação. Como afirma Bezerra Júnior (1999), "não se pode negar: nos últimos dez anos tem havido um considerável avanço no processo de reestruturação do sistema psiquiátrico no Brasil". Cabe a ressalva, pois ele escreveu isso em 1999 e, neste momento em que escrevemos, estamos em 2012.

A seguir, passamos a descrever sucintamente elementos conceituais da Reforma Psiquiátrica e da Reabilitação Psicossocial que compõem o campo e o tempo da Saúde Mental vivida por nós.

A Reforma Psiquiátrica em curso no Brasil tem marcada inspiração nas ideias revolucionárias de Basaglia: negação-superação-invenção. Isso quer dizer: transformar o atual paradigma da doença e da hegemonia de tratamento médico-hospitalar para a construção de outra condição de cuidados com o doente e de um paradigma que confronte todas as formas de exclusão social (AMARANTE, 1996).

As diretrizes da Reforma Psiquiátrica e da Reabilitação Psicossocial são fundamentais para nossas experiências de ensino, pesquisa e prática. Esse conjunto de saberes ou aporte teórico permitirá uma discussão da presença da subjetividade nas ações de cuidado cotidiano de saúde mental, tendo como pressupostos:

- o objeto das práticas em saúde mental é o sofrimento psíquico experimentado pelo indivíduo em sua relação com o mundo em que vive, sofrimento que restringe seu horizonte de possibilidades, que pode diminuir ao extremo sua capacidade de responder criativamente às injunções que a vida lhe impõe. Em outras palavras, é o sofrimento que expressa uma redução de sua força normativa enquanto sujeito (BEZERRA JÚNIOR, 1999); e

- o objetivo das práticas em saúde mental é a criação de condições que viabilizem a restauração ou a ampliação desse poder normativo. Não se trata de curar uma condição mórbida qualquer; não se trata de estabelecer alguma forma de equilíbrio aceitável dentro dos padrões de normalidade socialmente hegemônicos (BEZERRA JÚNIOR, 1999).

Segue-se a compreensão de Reabilitação Psicossocial segundo o grande mentor desse conceito, Saraceno (1999, p. 24): Compreendendo-se provisoriamente com esse termo um todo heterogêneo, confuso, e com implicações frequentemente contraditórias das intervenções em seu interior.

Os princípios norteadores dos programas de atendimento às pessoas com sofrimento psíquico que visam à Reabilitação Psicossocial são: o desenvolvimento das habilidades dos indivíduos; a estabilização e minimização de sintomas que permitam às pessoas viverem do modo menos restritivo possível na comunidade; o processo de reabilitação deve ser singularizado na duração, na frequência e na tipologia de atividades ofertadas; os cuidados devem ser eticamente engajados para fazer as pessoas acreditarem que são capazes de progredir, avançar; a intervenção deve ser precoce, aos primeiros sinais de descompensação e/ou disfunção; a intervenção deve visar estruturar o meio em que vive o cliente a fim de fazê-lo contar com o máximo de suporte social para poder seguir o processo reabilitador e as subsequentes trocas intrapsíquicas; parte das intervenções deve visar ao meio social mais amplo, modificando atitudes, hábitos e cultura diante dos transtornos mentais mais severos; a participação nos programas deve ser entendida como demanda contínua; a reabilitação psicossocial caracteriza-se por uma ênfase no sociocultural, e não no médico-psicológico, embora dele não prescinda (PITTA, 1996, p. 50).

Concordamos com quase todos esses princípios, porém cremos que uma proposta de cuidados que seja reabilitatória trabalha com a e na tensão do biológico, do social e do psicológico para criar uma confluência produtiva. A ideia é integrar saberes e objetos distintos, não excluindo nem diminuindo a importância de nenhum deles.

Adiantamos que temos a compreensão da subjetividade como um valor de poder criativo, uma potência de criar dispositivos novos e inovadores, uma intrincada dialética de produção de sentido. Descarta-se, obviamente, uma noção de subjetividade restrita ao aparato interior, à linhagem puramente de afetos da esfera íntima dos sujeitos. O esforço teórico de pesquisar, discorrer e divulgar a subjetividade no cuidado em saúde se sustenta em elementos pertinentes, visíveis ou não, do contexto, de caráter ou aspecto social, lugar obscuro e determinante da produção e das transformações, das instâncias da subjetividade humana (MACHADO *et al.*, 2009).

Os estudos da subjetividade já pressupõem a incursão em um referencial epistemológico diverso do modelo paradigmático clássico positivista. A questão epistemológica apresentada diz respeito à ruptura com um paradigma positivista e a incursão/ampliação para um território de contestação em que seja possível “intercambiar” a racionalidade com a sensibilidade para o equacionamento do sujeito. Para se estudarem os processos de subjetivação que permeiam a relação de cuidado ou a relação no cuidado, há que se ater à energia que circula, que move essa relação. Há uma energia que se intensifica, que diminui, que despenca, que se mantém igual. A energia está entre os sujeitos na relação de cuidados e em todos os aspectos da organização social e política no entorno, ou seja, nas instituições: família, sistema de saúde, políticas públicas, hospital, ambulatório, escola (MACHADO *et al.*, 2009).

Há e haverá pretensões sutis a definir subjetividade, mas esse quase conjunto de saberes não é passível de enquadramento conceitual, pois é da ordem das experimentações e das invenções. Aquilo que cria o movimento intelectual no sentido desse termo, subjetividade, talvez, seja sua modalidade plural, sem barreiras ou fronteiras, seu potencial de resistência e de criação (MACHADO, 2006).

Afirmamos que não estamos inventando o grande cuidado em saúde mental. Estamos significando a composição do cuidado das subjetividades.

Trabalhamos para significar a palavra *cuidado*, o cuidado na enfermagem em saúde mental, o cuidado na saúde mental. Significar a palavra *subjetividade* na enfermagem em saúde mental e na saúde mental. Consideramos o cuidado das subjetividades uma composição.

Fazer enfermagem em saúde mental, fazer saúde mental, fazer cuidados de subjetividade é muito mais que repetir ou repensar o que pensam e fazem os enfermeiros de saúde mental, os teóricos da enfermagem, os teóricos da subjetividade, os teóricos da saúde mental. O cuidado das subjetividades é um processo de criação.

A ação docente nos empurra ao ensino da enfermagem em saúde mental articulado aos ensinamentos amplos da enfermagem, da saúde, da doença, do cuidado. O objetivo da grande área Enfermagem em Saúde Mental é criar cuidados. Daí o estudo, a aproximação com outros domínios de saber. Daí o ensino, a pedagogia diferenciada e inquieta, que apresenta e ampara o aluno para a convivência, a experiência e a elaboração de um cuidado da pessoa com sofrimento psíquico. Daí a pesquisa que casa o estudo e o ensino, e propõe um novo salto, uma nova ideia, um novo pensamento, um novo cuidado. Culmina com o processo em elaboração do cuidado das subjetividades.

Esse é um cuidado que não é dado *a priori*, que não é posto em prática de forma fechada. É um cuidado que só se realiza se for problematizado na dimensão de pôr o usuário dos serviços de saúde mental como protagonista. É uma proposta de pôr o pensamento em ação para criar o espaço de diálogo na cena do cuidado e, então, cuidar. É um desafio de criar, de não estar pronto, com tudo encaixadinho para pegar um, dois, três elementos e atuar. É trabalho em que não cabe repetição automatizada; é criação, não é aplicação; é continuar se movimentando na dança dos afetos e criar o cuidado em consonância com o usuário. É trabalho constante para ver, perceber, sondar, dialogar, pensar, propor, se conter, limitar e criar novas cadeias associativas para o projeto de vida com a pessoa em uma cena, em um momento. Em outro momento de encontro com a mesma pessoa, é outro desafio para trabalhar o cuidado, no cuidado, trabalhar o diálogo no instante mesmo em que ele ocorre. "O trabalho em saúde é centrado no trabalho vivo em ato permanentemente, um pouco à semelhança do trabalho em educação" (MERHY, 2002, p. 48).

O cuidado das subjetividades não é uma estrutura, um aparato inteiro, operacionalizável; é algo que escapa e, por isso, requer trabalho e mais trabalho para se fazer, se produzir sempre, e sempre algo inusitado. E não é necessário prender nada em quadradinhos que vão responder, explicar, encaixar, encaixotar, solucionar, adaptar a vida e as demandas, mas sim soltar um pouco a imaginação na escuta do que o usuário quer, diz e sente sobre sua vida. Todos os conceitos da psiquiatria clássica, moderna, tradicional, biológica, das psicologias, da psicofarmacologia, da psicopatologia, das psicanálises, da terapia ocupacional, da sociologia, da reabilitação psicossocial, da saúde mental, da saúde coletiva e da filosofia são igualmente importantes e necessários; portanto, não devem estar acima, mas ao lado do diálogo com o usuário sobre o que ele quer, o que ele sente e o que ele sabe, e como significa sua vida e sua experiência de adoecimento psíquico.

Esse, sim, será um cuidado de resistência ao formatado, ao instituído, à mesmice, ao arremedo, ao adaptado. Esse, sim, será um cuidado de ampliação, e não de adaptação. É arriscar-se nessa construção ampliada da vida ou não se arriscar. É cuidar ou fechar, cuidar ou abafar. Requer proximidade, tempo, envolvimento com o usuário, a família, a equipe, as políticas e as teorias, conceitos, pressupostos. Requer olhar refinado para perceber a própria angústia e a angústia do usuário, dos familiares e dos profissionais das equipes de saúde. Requer sabedoria para perceber que se transita constantemente entre o formatado e o livre, o instituído e o instituinte, a mesmice e a ruptura, o arremedo e o radicalmente inovador.

Retomamos nossas indagações: "O que significa *cuidar* em saúde mental e em saúde?"; "O que significa *pesquisar subjetividades* em saúde?"; "O que significa *cuidado das subjetividades*?". Pinçamos aqui três referências conceituais que nos inspiram para o trabalho de construção do cuidado das subjetividades:

> Saúde mental: uma noção complexa que não pode ser contida em um modelo exclusivamente biológico e médico, visto que implica atores e ações múltiplas, uma vez que tem correlação com dimensões legislativas, sociais, econômicas, culturais e políticas (SARACENO, 1999, p. 159).

A consciência científica, ética e humana fica aguçada na constatação de que estamos lidando com algo que é da ordem da complexidade e que não se encaixa em um único modelo. Essa é uma das essências que nos instiga a estudar outras disciplinas, que nos estimula para a criação, a composição e a investigação. Ações múltiplas, atores múltiplos, modalidades plurais de busca, sem barreiras ou fronteiras. Construção legítima de um cuidado cidadão, proposições de ações para a saúde e para a doença na confluência de ações para a cidadania, ou seja, a aposta sensata na abordagem biopsicossocial (SARACENO, 1999).

> Mas é preciso insistir: a subjetividade não é algo abstrato, trata-se da vida, mais precisamente, das *formas de vida*, das maneiras de sentir, de amar, de perceber, de imaginar, de sonhar, de fazer, mas também de habitar, de vestir-se, de se embelezar, de fluir etc. (PELBART, 2000, p. 37; grifo do original).

O que é da ordem da subjetividade ou, melhor dizendo, das subjetividades escapa à mesmice, pode fazer o jogo, pode ser capturado, mas, de repente, salta e viaja em outras direções e sentidos, criando outras trilhas, algo que é da ordem das experimentações e das invenções. Nesses saltos e viagens, a subjetividade sempre está afinada com o presente, entendido aqui no contexto dos sentidos e significados do cotidiano, cotidiano de resistência (MACHADO, 2006).

> Hoje não se trata tanto de sobreviver como de saber viver. Para isso é necessária outra forma de conhecimento, um conhecimento compreensivo e íntimo que não nos separe e antes nos una pessoalmente ao que estudamos (SANTOS, 1999, p. 53).

São pontuadas a efervescência da contemporaneidade e a sobrevivência nesse período, nomeado aqui pós-modernidade; escolhemos um dos autores que assim o denominam: Michel Maffesoli, sociólogo francês. Como saber viver na pós-modernidade? A reflexão que se indica sobre a modernidade (desencantamento) e a pós-modernidade (reencantamento?) considera a inclusão do afetivo, do que fica à margem, na sombra.

O movimento de saberes da contemporaneidade, com rupturas e reencantamentos, é ancorado em uma ideia de transformação, de mutação de áreas do conhecimento perante as novidades de inclusão pós-modernas. Segundo Maffesoli, "(...) se fosse preciso dar uma definição provisória da pós-modernidade, ela poderia ser: a sinergia de fenômenos arcaicos com o desenvolvimento tecnológico" (MAFFESOLI, 2004, p. 21).

Na modernidade e antes dela, o homem era chamado obrigatoriamente a conquistar, controlar, dominar a natureza e os recursos diversos para sobreviver, criar desenvolvimentos. A vida tinha uma premência por domínios. Hoje, as tecnologias essenciais estão prontas. Somos então convocados ou libertos para saber viver! Nessa sabedoria, estão outras formas de conhecimento e uma dinâmica de convivência com os saberes já clássicos que não implica hierarquias, separações, proeminências. O aparato de conceitos, teorias e pressupostos tradicionais convive com novos saberes, novas propostas, inovações na saúde e na educação, e todos são essenciais. Insistimos:

nenhum conhecimento superado ou revolucionário deve estar acima do diálogo com o usuário sobre o que ele quer, o que ele sente, o que ele sabe e como significa sua vida e sua experiência.

Para incrementar nossas inquietações e nossos pensamentos acerca da subjetividade, cabe citar na íntegra:

> Estudar os fenômenos subjetivos e os fenômenos sociais como mediações é colocar em relação dialética diferentes níveis de análise: o intra e o interindividual, o intra e o intergrupal, o intra e o intercultural, enfim..., é restabelecer a identidade entre sociedade e homem, entendendo que um é igual ao outro, embora um seja diferente do outro. É compreender que nada aparece como coletivo sem que antes tenha sido vivido, subjetivamente, enquanto necessidade e sentimento do Eu. E que essas necessidades e sentimentos são sociais e não naturais ou genéticos (SAWAIA, 1998, p. 101).

Nesse movimento intensivo de criação do cuidado das subjetividades em saúde mental, no diálogo com os pares, alunos, trabalhadores, usuários e autores escolhidos, pistas são identificadas e nos fazem afirmar a potência do encontro entre quem cuida e quem é cuidado.

Não queremos com isso negar a complexidade do campo da saúde mental ao reduzir o campo da ação: o cuidado na relação entre um sujeito (eu cuidador) e o objeto (o outro), mas sim considerando o outro como "expressão dos mundos possíveis" (LAZZARATO, 2004). Cuidado é resistência, e não adaptação, dominação. O cuidado das subjetividades é trabalho de criação, de experimentação e de questionamentos que vão traçando linhas fluidas, móveis, que produzem imagens inusitadas e singulares.

Ensinar a cuidar das subjetividades em saúde mental é acolher a angústia do aprendiz/discente diante daquilo que escapa ao registro do conhecer/aprender/saber pronto e acabado, é fomentar o estranhamento e a curiosidade, permitir a dúvida, buscar o comprometimento, questionar as verdades absolutas e, assim, lado a lado, acompanhá-lo nessa experimentação.

Uma reflexão sobre a experiência como docentes no campo da enfermagem em saúde mental: a relação do sujeito cognoscente, aqui representado na figura do aluno de graduação, com os objetos do conhecimento, ou seja, o cuidado em saúde mental indica um tema gerador de inquietações e questionamentos.

O desenvolvimento do ensino teórico-prático, ou seja, o estágio e a estratégia pedagógica adotada oferecem ao aluno um período de permanência de aproximadamente 90 horas em alguns centros de atenção psicossocial do município de São Paulo. O objetivo é conhecer e experimentar a produção de projetos terapêuticos para os usuários segundo o modelo de atenção que orienta o processo de trabalho dos profissionais desses serviços.

Entende-se que, para a consecução desse objetivo, mais do que realizar o projeto terapêutico, o aluno tenha oportunidades de desenvolver habilidades relacionais com os usuários. Para isso, são disponibilizadas duas ferramentas básicas: a comunicação terapêutica e o relacionamento interpessoal profissional, além dos demais conteúdos que integram o referencial teórico metodológico da enfermagem em saúde mental. Essa experiência torna visível a percepção de que às vezes há:

- uma implicação rala e fraca com o outro: comprometimentos, respeito ético, responsabilidades, percepção;
- uma angústia diante da alteridade;
- uma angústia de ter de lidar com a angústia do outro; e
- a vontade de suprimir a angústia.

CONCEITOS ESCOLHIDOS PARA A ORGANIZAÇÃO DESTE LIVRO

> **Sobre escrever**
> Às vezes tenho a impressão de que escrevo
> por simples curiosidade intensa. É que, ao escrever,
> eu me dou as mais inesperadas surpresas.
> É na hora de escrever que muitas vezes fico consciente
> de coisas, das quais, sendo inconsciente, eu antes não sabia que sabia
> (LISPECTOR, 1992, p. 271).

Com o intuito de organizar e desorganizar nossos escritos e após longas reflexões, escolhemos três eixos maiores, considerados questionadores, e três eixos menores, considerados norteadores. A ordem é ampliar, quebrar paredes e escancarar janelas. Podemos nos lançar na aventura de desalojar o previamente sabido e talvez o mais nefasto, o previamente esperado: vale observar, atentar e registrar o que está por vir sem saber e sem amarrar, sem preparos! Vale fantasiar com a inovação, a invenção, a possibilidade de abrir espaços para deixar novas brisas chegarem, arejar o cenário...

Os três eixos maiores questionadores são:

- O que significa *cuidar* em saúde mental e em saúde?
- O que significa *pesquisar subjetividades* em saúde?
- O que significa *cuidado das subjetividades*?

Os três eixos menores norteadores são:

- tempo;
- angústia; e
- contemporaneidade.

Registramos aqui parte dos pensamentos que culminaram na escolha desses eixos e na apresentação de cada capítulo com suas potencialidades e dificuldades. Os eixos maiores são nosso alicerce, pano de fundo e, portanto, são trazidos aqui não para serem explicados didaticamente, mas sim subjetivamente, com ousadia abstrata. Os eixos menores, por serem norteadores, são incisivos e exigem aparato teórico, justificativas autorais, apelo explicativo. É a isso que nos propomos.

O tempo diz respeito ao tempo humano, ao tempo do humano e para o humano. Tempo de espera, tempo de escuta, tempo de subjetivar, tempo de construir, tempo de desconstruir, tempo do limite dos modos de subjetivação.

A angústia da busca dos significados de nossos três eixos maiores. Angústia do contato com a realidade, angústia do encontro do humano com o humano, angústia para cuidar, aprender, ensinar, teorizar, pesquisar, pensar, propor, responsabilizar-se e escrever, expor-se. A contemporaneidade da transição paradigmática, das reformas, das resistências, das superações, do pós-moderno, da ausência das grandes teorias, da convivência. A contemporaneidade do tempo de angústias. O tempo de angústias contemporâneas. A angústia da contemporaneidade do tempo.

O físico-químico russo naturalizado belga Ilya Prigogine (1999), ganhador do Nobel de Química em 1977, defende que provavelmente não tenha acontecido um “nascimento do tempo”, mas sim o nascimento de “nosso tempo”. Esse autor sugere a possibilidade de uma analogia entre os estudos atuais da física e os sistemas sociais e a história.

O vocábulo *tempo*, no dicionário etimológico (CUNHA, 1997, p. 762), está descrito como “a sucessão dos anos, dos dias, das horas etc., que envolve, para o homem, a noção de presente, passado e futuro; momento ou ocasião apropriada para...”. Aposta-se nessa pontualidade de um tempo apropriado para... e esse vocábulo nos instiga a determinar nossas questões, circunscrever nossos autores, as escolhas de conceitos e pressupostos para, em um tempo propício, construir e desconstruir o cuidado das subjetividades.

No *Dicionário de filosofia* (ABBAGNANO, 1999, p. 944), *tempo* é apresentado em três concepções fundamentais:

> 1ª) o tempo como ordem mensurável do movimento; 2ª) o tempo como movimento intuído; 3ª) o tempo como estrutura de possibilidades. À primeira concepção vinculam-se, na Antiguidade, o conceito cíclico do mundo e da vida do homem (metempsicose) e, na época moderna, o conceito científico de tempo. À segunda concepção vincula-se o conceito de consciência, com a qual o tempo é identificado. A terceira concepção deriva da filosofia existencialista e apresenta algumas inovações na análise do conceito de tempo.

Nossa proposta é congregar algo das três concepções pensando em um cuidado que comporta o tempo de pessoas (corpos e afetos) em movimento, movimento de afetos, em esferas micro e macro que circulam em um território que poderá ser mensurável (avaliações do cuidado) de acordo com um coletivo de possibilidades.

Hobbes (apud Abbagnano, 1999, p. 945) definiu o tempo como “imagem do movimento, na medida em que imaginamos no movimento o antes e o depois, ou seja, a sucessão”. Ideia sugestiva se se quer problematizar a angústia do cuidado que se repete, se repete, se repete...

> Não podemos prever o futuro da vida ou da nossa sociedade ou do universo. (...) Os recentes desenvolvimentos da termodinâmica propõem-se, por conseguinte, um universo em que o tempo não é nem ilusão nem dissipação, mas no qual o tempo é criação (PRIGOGINE, 1999, p. 75).

Seguindo com reflexões dos três eixos menores, o tempo é o tempo humano, que não é o tempo da máquina, é o tempo do sujeito que simboliza suas esferas íntimas, sua vida interior, seus conflitos, suas produções de subjetividade. O tempo de ficar saudável, o tempo de estar doente, o tempo do sossego e o tempo do desassossego. Esses tempos requerem escutas próprias, refinadas, atenciosas. Tempo que requer providências...

Tempo que requer um bom ouvinte, tempo de escutar novos problemas, tempo do silêncio, do barulho, do acerto, do desacerto. Tempo da estreia do fato novo, de muitas vozes, de muitas teorias, de aprofundamentos, da verticalidade. Tempo de repetições, de não esquecer o velho, o antigo, o ultrapassado. Tempo das ondas...

Colocarmo-nos na posição de cuidar de alguém, de pesquisar e produzir conhecimento sobre o cuidado, incluindo nessa cena a subjetividade e seus movimentos, é também admitirmos que o tempo do cuidado será considerado duração do cuidado, invenção do cuidado e produção de novos modos de cuidar. Isso nos convida a pensar que a duração da cena do cuidado muda continuamente ao mesmo tempo que os elementos aí contidos se movem – os saberes, as tecnologias, os afetos, as pessoas, organizações e instituições que entram e saem da cena (MACHADO, 2009; COLVERO, 2010).

Assim, o tempo como eixo norteador estará presente nos capítulos deste livro como o tempo da construção e da reconstrução de conceitos teóricos, práticos, pedagógicos, para cuidar em saúde, aprender e ensinar o cuidado das subjetividades, conforme vemos neste Capítulo 1; o tempo de incluir, observar e resistir à exclusão apresentada no Capítulo 2; o tempo da composição do trabalho em equipe apresentado no Capítulo 3; o tempo de elaborar, negociar, propor, experimentar e rever a experiência da saúde mental na atenção básica, como nos mostra o Capítulo 4; o tempo para criar outro olhar e providenciar outro cuidado no cenário hospitalar no Capítulo 5; e, por fim, no Capítulo 6, o tempo de ousar outra harmonia, outro ritmo, outra melodia de cuidados em saúde mental com a música como instrumento.

Tempo da angústia visível ou de perseguir uma visibilidade, pois, no exercício de ensinar e aprender, cuidar e pesquisar, entre o movimento das subjetividades, entre o concreto e o abstrato, entre o processo de aprendizagem e "ensinagem" (ANASTASIOU; PIMENTA, 2008), jogos de luz se projetam e nos permitem apreender diferentes e variadas cenas, as quais, em nossa condição humana de sujeitos em permanente aprendizado e movimento, veremos umas e não outras; daí o sentido do ensinar/aprender aberto ao perguntar, refletir, experimentar e continuar em movimento.

Tempo de fuga, tempo do acaso, do concreto, do espiritual, do belo, do feio, do elo, do acontecimento. Tempo de possibilidades, de associações, de rompimentos, de descobrir a percepção sutil. Tempo do que se repete, tempo do que não se repete, tempo da memória. Tempo de se implicar, de recuar, de acolher o devaneio. Tempo da angústia visível.

A angústia da contemporaneidade do tempo. O tempo de angústias contemporâneas. A contemporaneidade do tempo de angústias. Angústia de produzir conhecimentos, da produção teórica, da definição das três perguntas disparadoras desse grupo de pesquisas que viraram os três eixos maiores deste livro.

Etimologicamente, *angústia* quer dizer "estreiteza, limite, restrição, ansiedade ou aflição intensa". Proveniente do latim *angustus*: "estreito, apertado, pontiagudo" (CUNHA, 1997, p. 49). Vocábulos fortes que nos instigam a ir além no dimensionamento dessa restrição, desse limite, dessa estreiteza, não para a simples compreensão ou para ultrapassar, mas sim para ampliar a vivência e a experiência de estar no âmago da angústia.

Acredita-se na vivência da angústia como condição de ser humano, e não em seu apagamento ou em sua adaptação. Não apontamos nenhuma possibilidade para se evitar a angústia. Segundo Besset,

> considerando-se a *angústia* um sinal do que no sujeito há de mais *singular* e, nesse sentido, o que o distingue do *bando*, o esforço para seu *apagamento* parece coerente com toda uma corrente da psiquiatria atual, cada vez mais acomodada no campo da medicina (2001, p. 16; grifos do original).

A angústia é explicada pela psicanálise como a "manifestação do fato de que uma quantidade de energia não foi controlada". Freud organizou o entendimento da angústia com a discriminação de três termos:

> 1) a angústia diante de um perigo real; 2) a angústia automática; 3) o sinal de angústia. No primeiro caso, a angústia do sujeito caracteriza-se por aquilo que a motiva, isto é, por um perigo externo que tem como causa a imaturidade biológica do ser humano; no segundo caso, é uma reação a uma situação traumática de origem social, através da qual o organismo se defende espontaneamente; no terceiro, é a reprodução, sob forma atenuada, de uma situação traumática que foi primitivamente vivenciada. O sinal de angústia, portanto, é um mecanismo puramente psíquico, que funciona como um símbolo mnêmico e permite ao eu reagir através de uma defesa (ROUDINESCO; PLON, 1998, p. 382).

É possível que a angústia de cuidar, de criar cuidados das subjetividades nos ponha diante dos três termos apresentados pelo autor e, assim, possamos identificá-los nos capítulos que compõem o livro. Como a angústia de registrar a história, os conceitos, a nova pedagogia e o cuidado das subjetividades, Capítulo 1; a angústia de não excluir e só incluir, e a angústia de perceber que isso é da ordem do impossível, pois estamos historicamente carregados de preconceitos, dúvidas, medos, armadilhas, Capítulo 2; a angústia de trabalhar em equipe, de não saber o que é uma equipe; a angústia de saber o que é uma equipe, de ter todas as saídas teóricas do trabalho em equipe e de não ter saída nenhuma na prática, Capítulo 3; a angústia de concretizar de forma revolucionária a saúde mental na atenção básica com suas angústias familiares, políticas e profissionais, Capítulo 4; a angústia da vivência trágica e necessária do aparato hospitalar, angústia de sucumbir à instituição total, Capítulo 5; e a angústia de rascunhar a presença da música no cuidado em saúde mental com uma vivência e uma pesquisa, Capítulo 6.

No *Dicionário de filosofia*, encontramos uma definição bastante pertinente ao que propomos neste livro. Registrando então seu "significado filosófico, isto é, como atitude do homem em face de sua situação no mundo", o filósofo dinamarquês Kierkegaard introduziu esse termo em um livro de 1844 intitulado *Conceito de angústia*:

> A raiz da angústia é a existência como possibilidade. (...) A angústia não se refere a nada preciso: é o sentimento puro da possibilidade. O homem no mundo vive de possibilidade, já que a possibilidade é a dimensão do futuro e o homem vive continuamente debruçado sobre o futuro. Mas as possibilidades que se apresentam ao homem não têm nenhuma garantia de realização. Só por piedosa ilusão elas se lhe apresentam como possibilidades agradáveis, felizes ou vitoriosas: na realidade, como possibilidades humanas, não oferecem garantia alguma e ocultam sempre a alternativa imanente do insucesso, do fracasso e da morte (ABBAGNANO, 1999, p. 60).

Para ilustrarmos um pouco essas possibilidades, os temas deste livro – música, atenção básica, trabalho em equipe, inclusão-exclusão, território hospitalar – e muito mais, tratamos da angústia de escrever, da angústia de ter angústia. Angústia de não saber o que é angústia, angústia de saber o que é angústia. Angústia de não saber o que fazer com a angústia, angústia de não saber como amenizar a angústia. Angústia de não saber se ela vai passar e de saber que ela não vai passar.

No cotidiano de construção de cuidados das subjetividades, deparamos com a presença da angústia de não saber o que fazer com o diagnóstico médico, de não saber como racionalizar o uso dos psicofármacos. Angústia de saber o que fazer com o diagnóstico médico e de saber como racionalizar o uso dos psicofármacos. Angústia para resistir às evidências e angústia para propor, teorizar e aplicar a saúde mental com base em narrativas. Angústia com o excesso de memória e com a falta de memória. Angústia com a globalização, a modernidade líquida, a neomodernidade, a pós-modernidade, a contemporaneidade.

O que é angústia

Um rapaz fez-me essa pergunta difícil de ser respondida. Pois depende do angustiado. Para alguns incautos, inclusive, é palavra de que se orgulham de pronunciar como se com ela subissem de categoria – o que também é uma forma de angústia.

Angústia pode ser não ter esperança na esperança. Ou conformar-se sem se resignar. Ou não se confessar nem a si próprio. Ou não ser o que realmente se é, e nunca se é. Angústia pode ser o desamparo de estar vivo. Pode ser também não ter coragem de ter angústia – e a fuga é outra angústia. Mas angústia faz parte: o que é vivo, por ser vivo, se contrai.

Esse mesmo rapaz perguntou-se: você não acha que há um vazio sinistro em tudo? Há sim. Enquanto se espera que o coração entenda (LISPECTOR, 1992, p. 472).

A contemporaneidade do tempo de angústias. A angústia da contemporaneidade do tempo. O tempo de angústias contemporâneas.

Mantendo certa sintonia com os escritos que fizemos dos dois eixos menores norteadores anteriores – tempo e angústia –, começamos com uma definição, do dicionário etimológico, do vocábulo *contemporâneo*: "(...) diz-se de ou indivíduo que é do mesmo tempo, que vive na mesma época [particularmente a época em que vivemos]" (CUNHA, 1997, p. 211).

Para nosso deleite, tivemos acesso a um livro que muito nos inspirou, intitulado *O que é o contemporâneo? E outros ensaios*, do filósofo italiano Giorgio Agamben. Para escrever sobre o contemporâneo, o autor utiliza o recurso da poesia, trechos de um poeta russo. Recorremos, neste capítulo e neste livro, a trechos de Clarice Lispector, de outros autores e músicos para facilitar os exemplos, ilustrar as ideias, provocar fantasias e levezas. Para Agamben, "a poesia é esse movimento do olhar para trás operado no poema e, portanto, um olhar para o não vivido no que é vivido, tal como a vida do contemporâneo" (2009, p.19). Opta-se por registrar todo o trecho a seguir pela clareza e sutileza da definição de *contemporâneo*:

No firmamento que olhamos de noite, as estrelas resplandecem circundadas por uma densa treva. Uma vez que no universo há um número infinito de galáxias e de corpos luminosos, o escuro que vemos no céu é algo que, segundo os cientistas, necessita de uma explicação. É precisamente da explicação que a astrofísica contemporânea dá para esse escuro que gostaria agora de lhes falar. No universo em expansão, as galáxias mais remotas se dis-

> tanciam de nós a uma velocidade tão grande que sua luz não consegue nos alcançar. Aquilo que percebemos como o escuro do céu é essa luz que viaja velocíssima até nós e, no entanto, não pode nos alcançar, porque as galáxias das quais provém se distanciam a uma velocidade superior àquela da luz. Perceber no escuro do presente essa luz que procura nos alcançar e não pode fazê-lo, isso significa ser contemporâneo. Por isso os contemporâneos são raros. E por isso ser contemporâneo é, antes de tudo, uma questão de coragem: porque significa ser capaz não apenas de manter fixo o olhar no escuro da época, mas também perceber nesse escuro uma luz que, dirigida para nós, distancia-se infinitamente de nós. Ou ainda: ser pontual num compromisso ao qual se pode apenas faltar (AGAMBEN, 2009, p. 64-65).

Neste livro, temos a oportunidade de explorar e apresentar de forma, suave duas propostas metodológicas: história oral de vida (Capítulo 2) e cartografia (Capítulo 4). Acreditamos que ambas permitem e estimulam a inclusão do aparato das subjetividades. Trabalhar com processos de investigação tendo por base os estudos das subjetividades requer preciosismos na escolha de métodos de investigação.

O eixo do contemporâneo vai costurando os temas trabalhados no livro, como o exercício de pensar no tumulto de ideias, saberes, práticas, políticas e pedagogias neste Capítulo 1. Assim, a contemporaneidade do discurso inclusivo e da recusa das práticas exclusivistas inclui o diferente e as diferenças, Capítulo 2. O contemporâneo desafio de trabalhar em equipe sem saber o que é esse trabalho, trabalho sempre em devir, conforme o Capítulo 3; a contemporaneidade estridente e aflita de criar possibilidades para a saúde mental na atenção básica, no Capítulo 4; o contemporâneo espaço hospitalar, arcaico e moderno, total e acolhedor, "démodé" e pós-moderno, Capítulo 5; e o contemporâneo musical de cuidados inovadores e harmônicos em saúde mental – o experimental, o social, a geração, a obra, Capítulo 6.

Nossa aposta é a busca teórica, investigativa e prática de uma percepção do cuidado das subjetividades tendo como temas, neste livro, como já mencionado, a música, a atenção básica, o trabalho em equipe, a inclusão-exclusão e o território hospitalar. Desconfiamos que essa percepção deva ser trabalhada exaustivamente, pois os modos de subjetivação podem nos escapar, ser capturados, escorregar para um campo escuro, distante, porém, mesmo assim, enviar-nos certa luz. Para a percepção dessa luz, a ousadia se faz necessária para "manter fixo o olhar no escuro, da época, mas também perceber nesse escuro uma luz que, dirigida para nós, distancia-se infinitamente de nós" (AGAMBEN, 2009, p. 65). Sustentar o olhar para os campos escuros de nossa realidade da área da saúde e da saúde mental, das pessoas que fazem e sentem essas saúdes. Aguçar nossa percepção para além das banalidades de um cotidiano real, percepção em busca de uma luz que se dirige e se distancia diante da necessidade mais premente do humano... "A mais premente necessidade de um ser humano era tornar-se um ser humano" (LISPECTOR, 1998, p. 32).

Finalizando este capítulo, retomamos as questões verticalizantes de nossas produções: "O que significa *cuidar* em saúde mental e em saúde?"; "O que significa *pesquisar subjetividades* em saúde?"; "O que significa *cuidado das subjetividades*?".

Ao cuidarmos de pessoas, de seres humanos, tornamo-nos humanos para ensinar humanos, pesquisar com humanos e aprimorar o cuidado de humanos. Humanos são viventes, seres vivos, com vida construindo a vida, e

> (...) a vida exprime melhor do que qualquer outro fenômeno físico algumas leis essenciais da natureza. A vida é o reino do não linear, a vida é o reino da autonomia do tempo, é o reino da multiplicidade das estruturas. E isso não se vê facilmente no universo não vivo (PRIGOGINE, 1999).

Incitamos ainda mais nossos questionamentos com perguntas de Agamben:

> De quem e do que somos contemporâneos? E, antes de tudo, o que significa ser contemporâneo.
> (...) Pertence verdadeiramente ao seu tempo, é verdadeiramente contemporâneo aquele que não coincide perfeitamente com este, nem está adequado às suas pretensões e é, portanto, nesse sentido, inatual; mas, exatamente por isso, exatamente através desse deslocamento e desse anacronismo, ele é capaz, mais do que os outros, de perceber e apreender o seu tempo (AGAMBEN, 2009, p. 57-58).

Seremos contemporâneos?

REFERÊNCIAS BIBLIOGRÁFICAS

ABBAGNANO, N. ***Dicionário de filosofia***. São Paulo: Martins Fontes, 1999.

AGAMBEN, G. ***O que é o contemporâneo? E outros ensaios***. Chapecó, SC: Argos, 2009.

AMARANTE, P. D. C. ***O homem e a serpente***: outras histórias para a loucura e a psiquiatria. Rio de Janeiro: Fiocruz, 1996.

ANASTASIOU, L. G. C.; PIMENTA, S. G. ***Docência no ensino superior***. 3. ed. São Paulo: Cortez, 2008.

BAREMBLITT, G. ***Compêndio de análise institucional e outras correntes***: teoria e prática. Rio de Janeiro: Rosa dos Tempos, 2002.

BESSET, V. L. Quem tem medo da angústia? ***R. Latinoam. Psicopat. Fund.***, v. 4, n. 1, p. 11-18, 2001.

BEZERRA JÚNIOR, B. A. Diversidade no campo psiquiátrico: pluralidade ou fragmentação? ***Cadernos do IPUB***, n. 14, p. 135-144, 1999.

BIRMAN, J. Apresentação: declinando tripas com paixão. In: COSER, O. ***De corpo e alma, cabeça e coração***: psiquiatria, psicanálise, genética, subjetividades. Rio de Janeiro: Garamond, s/d.

COLVERO, L. de A. ***Fragmentos de uma rede de lugares e movimento***: o cuidado em saúde mental na atenção básica. São Paulo, 2010. Tese (livre-docência) – Escola de Enfermagem, Universidade de São Paulo (USP).

COLVERO, L. de A.; MACHADO, A. L. O cuidado na dimensão subjetiva: o ensino das relações interpessoais. In: LABATE, R. C. (org.). ***Caminhando para a assistência integral***. Ribeirão Preto, SP: Scala, 1999. p. 169-179.

CUNHA, A. G. ***Dicionário etimológico Nova Fronteira da língua portuguesa***. Rio de Janeiro: Nova Fronteira, 1997.

GUATTARI, F. ***As três ecologias***. 5. ed. Campinas, SP: Papirus, 1995.

LAZZARATO, M. Sem Título. In: LINS, D.; PELBART, P. P. ***Nietzsche e Deleuze***: bárbaros civilizados. São Paulo: Annablume, 2004. p. 131-141.

LISPECTOR, C. ***A descoberta do mundo***. 3. ed. Rio de Janeiro: Francisco Alves, 1992.

______. ***Uma aprendizagem ou o livro dos prazeres***. Rio de Janeiro: Rocco, 1998.

______. ***A paixão segundo G.H.*** Rio de Janeiro: Rocco, 2009.

MACHADO, A. L. ***Movimentos de saberes e cuidados em saúde mental***: a religiosidade pela via da subjetividade. São Paulo, 2006. Tese (livre-docência) – Escola de Enfermagem, Universidade de São Paulo (USP).

MACHADO, A. L.; COLVERO, L. A. O cuidado de enfermagem: olhando através da subjetividade. ***Acta Paul. Enf.***, São Paulo, v. 12, n. 2, p. 66-72, 1999.

______. O cuidado de enfermagem: o sujeito do cuidado como sujeito da relação. ***Revista Baiana de Enfermagem***, v. 18, n. 1/2, p. 51-55, 2004.

MACHADO, A. L.; COLVERO, L. A. (orgs.). ***Saúde mental***: texto de referência para auxiliares e técnicos de Enfermagem. São Caetano do Sul, SP: Difusão Editora, 2009. v. 1.

MACHADO, A. L. *et al.* O processo de cuidar de sujeitos excluídos socialmente na formação de graduandos de Enfermagem. ***Acta Paul. de Enf.***, v. 17, n. 4, p. 439-444, 2004.

______. Subjetividade e pós-modernidade na enfermagem. ***Revista Eletrônica de Enfermagem***, v. 11, n. 4, p. 1031-1036, 2009.

MACHADO, R. ***Deleuze, a arte e a filosofia***. Rio de Janeiro: Zahar, 2009.

MAFFESOLI, M. ***Notas sobre a pós-modernidade***: o lugar faz o elo. Rio de Janeiro: Atlântica, 2004.

______. ***O mistério da conjunção***: ensaios sobre comunicação, corpo e socialidade. Porto Alegre: Sulina, 2005.

MERHY, E. E. ***Saúde***: a cartografia do trabalho vivo. São Paulo: Hucitec, 2002.

______. O conhecer militante do sujeito implicado: o desafio de reconhecê-lo como saber válido. In: FRANCO, T. B. *et al.* (orgs.). ***Acolher Chapecó***: uma experiência de mudança do modelo assistencial, com base no processo de trabalho. São Paulo: Hucitec, 2004. p. 21-45.

PELBART, P. P. ***A vertigem por um fio***: políticas da subjetividade contemporânea. São Paulo: Iluminuras, 2000.

PITTA, A. M. F. Reabilitação psicossocial: um modelo novo? In: LAUAR, H. (org.). ***A psiquiatria e suas conexões***: política, biologia, filosofia. Belo Horizonte: Associação Mineira de Psiquiatria, 1996. p. 48-52.

PRIGOGINE, I. ***O nascimento do tempo***. Lisboa: Edições 70, 1999.

ROUDINESCO, E.; PLON, M. ***Dicionário de psicanálise***. Rio de Janeiro: Zahar, 1998.

SANTOS, B. S. ***Um discurso sobre as ciências***. 11. ed. Porto: Edições de Afrontamento, 1999.

SARACENO, B. ***Libertando Identidades***: da reabilitação psicossocial à cidadania possível. Rio de Janeiro: IFB/Te Corá, 1999.

SAWAIA, B. B. A falsa cisão retalhadora do homem. In: MARTINELLI, M. L.; ON, M. L. R.; MUCHAIL, S. T. (orgs.). ***O uno e o múltiplo nas relações entre as áreas do saber***. São Paulo: Cortez, 1998. p. 96-109.

CAPÍTULO 2

PROCESSO INCLUSÃO-EXCLUSÃO DE PESSOAS EM SOFRIMENTO PSÍQUICO

Rosangela Kátia de Carvalho
Jussara Carvalho dos Santos

Introdução

Duas enfermeiras interessadas na temática inclusão-exclusão: duas jovens ousadas perante a determinação de estudar autores clássicos ou não para questionar o que significa o processo inclusão-exclusão social do doente mental. Atenta-se para o percurso do tempo nesse processo, um tempo insano e tenso que promove um encontro secreto entre a inclusão e a exclusão. Sinaliza-se a angústia contemporânea de saber-se humano ao reagir e ao mesmo tempo legitimar tanto um quanto outro polo desse processo.

Não há alívio em listar, historicizar e se colocar de um lado ou de outro. Políticas públicas, aspectos relacionais, materiais e subjetivos compõem pontos de escolha para a composição deste capítulo. Acrescentam-se uma narrativa e suas repercussões. Apresenta-se uma divisão de mais tempos de inclusão e exclusão. Um registro de um concreto vivido e não vivido de uma história real.

Insiste-se em um tempo para incluir, observar e resistir à exclusão. Aponta-se a angústia de não excluir e só incluir, e a angústia de perceber que isso é da ordem do impossível, pois estamos historicamente carregados de preconceitos, dúvidas, medos, armadilhas. Apela-se para a contemporaneidade do discurso inclusivo e da recusa das práticas exclusivistas. Incluir o diferente, a diferença.

Aposta-se na capacidade, no aprimoramento e na criatividade dos profissionais de saúde em criar tecnologias de cuidado em que haja a observação sistemática dos polos desse processo e de seus aspectos. Tecnologias que conversem com a dialética inclusão-exclusão.

Esses escritos remetem a um trecho de música:

> Abrir o peito à força, numa procura
> Fugir às armadilhas da mata escura
> Longe se vai
> Sonhando demais
> Mas onde se chega assim
> Vou descobrir
> O que me faz sentir
> Eu, caçador de mim...
> (Luís Carlos Sá e Sérgio Magrão, "Caçador de mim", 1981).

PROCESSO INCLUSÃO-EXCLUSÃO SOCIAL – INDICAÇÕES TEÓRICAS

No registro histórico, legitimado por forças da sociedade, a psiquiatria enfatizou a doença em vez da pessoa que vivencia o sofrimento psíquico, criando uma imagem estigmatizada ancorada na periculosidade social e na violência. Essa imagem potencializa os doentes mentais a se "socializarem" em uma realidade reduzida e normatizada que apaga as singularidades existenciais, pois ao louco só caberia a identidade de doente (ALVERGA; DIMENSTEIN, 2005).

Essa imagem estigmatizada é brutalmente questionada desde a metade do século XX, quando começou a ser discutido o papel do hospício e do saber psiquiátrico na recuperação dos doentes mentais. No Brasil, esse questionamento teve um de seus pontos altos no Movimento dos Trabalhadores em Saúde Mental, na década de 1970, que disparou propostas de reformulação do sistema assistencial visando à consolidação do pensamento crítico ao saber psiquiátrico (AMARANTE, 1995).

O processo de transformação e questionamento iniciado na década de 1970 necessita ser consolidado diariamente e impõe a necessidade do dimensionamento de estudos sobre o processo de inclusão-exclusão social a que as pessoas em sofrimento psíquico estão sujeitas.

Utilizamos a palavra *processo* para indicar movimento entre os termos *inclusão* e *exclusão social*, demonstrando, dessa forma, a relação dialética entre eles. Sawaia (2004) ressalta que o processo inclusão-exclusão social forma um par inseparável, embora os elementos tenham significados diferentes.

Etimologicamente, *exclusão* é "ser incompatível, afastar e recusar", e inclusão é "abranger, compreender e envolver" (CUNHA, 1998, p. 341). Poderíamos permanecer longo tempo com essas definições e desenvolver todo o capítulo brincando e nos assustando com essas palavras, suas origens e significados. O que é ser incompatível, afastar e recusar? O que é abranger, compreender e envolver? Reforça-se a pretensão de evitar a polarização rápida, a tensão entre os opostos, a listagem de aspectos e intencionalidades dos modelos históricos de atenção à saúde mental no tocante à inclusão e à exclusão. Há coexistência em recusar e envolver.

Para Saraceno (1999), a inclusão das pessoas em sofrimento psíquico deve ser constituída por um conjunto de estratégias orientadas para aumentar as oportunidades de troca de recursos e de afetos, ou seja, é um processo permanente que visa aumentar a capacidade contratual das pessoas em sofrimento psíquico.

Essa inclusão não deve almejar a "normalidade" da pessoa, mas sim respeitar suas diferenças e estimular suas potencialidades, tendo a coragem de aprofundar sabedorias e arranjos teóricos que sejam incompatíveis e ao mesmo tempo abrangentes. Aumentar capacidades contratuais, estimular potencialidades nos encontros humanos do cuidado não é ação banal, não se sabe o que é isso; experimenta-se ao ter o discernimento de observar genuinamente a inclusão no cerne da exclusão e vice-versa.

Para Demo (2002), a exclusão social é a destruição dos "liames coesivos da sociedade" que, além de enfatizar a pobreza material, ressalta a perda do sentimento de pertencimento, explicitando o abandono que as pessoas podem experimentar, associado à incapacidade de reagir.

É importante ressaltar que a exclusão é reforçada e perpetuada pelo estigma, pelo preconceito e pela naturalização desses fenômenos, podendo demonstrar uma aceitação desse processo tanto em nível social quanto no do próprio excluído, revelando ainda uma fragilidade nos vínculos sociais (WANDERLEY, 2004).

O estigma é um atributo profundamente depreciativo, diferencia o indivíduo, o qual passa a ser considerado uma pessoa diminuída (GOFFMAN, 1988). O preconceito é um julgamento sem exame prévio e que pode ser positivo ou negativo sobre uma pessoa ou coisa (JODELET, 2004). Palavras fortes que se apresentam de um dos lados do processo em estudo: excluir é estigmatizar e criar preconceitos.

As pessoas em sofrimento mental possuem o estigma da incapacidade, da periculosidade social e da violência, levando à discriminação que, historicamente, resultou na segregação e na marginalização nos manicômios.

Considerando a dialética entre os termos *inclusão* e *exclusão social*, utilizamos a definição de Sawaia (2004, p. 9), a qual indica que o processo inclusão-exclusão social é "um processo complexo e multifacetado, uma configuração de dimensões materiais, políticas, relacionais e subjetivas, sendo, também, um processo sutil".

Diferentes aspectos do processo inclusão-exclusão social de pessoas em sofrimento psíquico serão pontuados aqui. Estes aspectos aparecem separadamente garantindo a discussão de facetas do fenômeno sabidamente carregado de dimensões e aspectos que se relacionam de forma dialética.

Aspecto político do processo inclusão-exclusão das pessoas em sofrimento psíquico

O aspecto político aqui é sinalizado como possibilidade de intervenção concreta na sociedade tanto da inclusão quanto da exclusão social. No Brasil, até a década de 1970, em um tempo duro e específico de nossa história, as políticas de saúde, sobretudo de saúde mental, foram formas sistemáticas de exclusão econômica, social e humana.

Ampliando o tempo da história, desde o século XIX, predominaram as internações em instituições asilares nas quais as possibilidades de troca eram mecanismos de exclusão que afastavam as pessoas de seus vínculos sociais, incorporando uma cultura que despersonaliza (GOFFMAN, 1988).

Sawaia (2004) pontua duas estratégias de enfrentamento da exclusão social: a de ordem material e jurídica, que é responsabilidade do poder público e do Estado; e a outra, de ordem afetiva e intersubjetiva, que depende de cada um de nós. Se as duas dimensões se unem, as políticas públicas se humanizam. Estaria presente então o cuidado das subjetividades?

A Reforma Sanitária, iniciada no Brasil na década de 1970, promove mudanças na política de saúde, incluindo as políticas de saúde mental, como a lei 10.216, só promulgada em 6 de abril de 2001. Essa lei dispõe sobre os direitos das pessoas portadoras de transtornos mentais e também redireciona o modelo assistencial de saúde mental, propondo mudanças na assistência (BRASIL, 2001). Regulamenta o processo da Reforma Psiquiátrica no Brasil, processo de ordem social, complexo na articulação das dimensões epistemológica, técnico-assistencial, jurídico-política e sociocultural, possibilitando assim a desconstrução de uma clínica de medicina biológica que atue apenas na doença e priorizando uma clínica ampliada que visa à criação de possibilidades, produção de sociabilidades e de subjetividades (AMARANTE, 2003).

Na atualidade, com a Reforma Psiquiátrica em curso, há redução de internações em manicômios e a criação e expansão de uma rede assistencial substitutiva. No entanto, em grande parte dos serviços dessa rede, ainda persiste a cultura manicomial, que prioriza a patologia, o estigma da incapacidade e da periculosidade.

O contemporâneo aponta a angústia de uma política nacional de saúde mental reduzida, às vezes, a uma reorganização administrativa e tecnocrática de serviços que fica restrita à implementação de equipamentos, não conseguindo mudar a lógica manicomial, pois ainda atua na doença, reduzindo o processo complexo da Reforma Psiquiátrica.

A Reforma Psiquiátrica visa à inclusão social das pessoas em sofrimento psíquico, o que pressupõe o exercício da cidadania que se expressa na ação política, mas também está presente no desejo, nas paixões e nas necessidades dos sujeitos. É no princípio do direito de viver a própria vida que se constroem possibilidades concretas para melhorar a vida e enfrentar as hegemonias de interesse corporativistas que desvirtuaram a ética (SAWAIA, 2004).

Para Oliveira (2000, p. 163), a cidadania da pessoa em sofrimento psíquico é "uma conquista social diária em busca de processos emancipatórios que admitem a pluralidade dos sujeitos com as suas diversidades e diferenças colocados, entretanto, no mesmo patamar de sociabilidade".

Nesse sentido, podemos perceber que o processo que estimula a autonomia e a emancipação do sujeito, considerando sua individualidade, pode ser um processo que estimula a cidadania e a inclusão social, mas também pode negligenciar, afastar, rasgar modos de subjetivação. A audácia em abordar esse tema é explicitar a angústia cartesiana da prevalência quase absoluta do pensamento de caminhar nos polos – polo do bem ou polo do mal, polo da exclusão ou polo da inclusão –, fazendo paralelos entre um e outro.

Novas diretrizes serão bem-vindas para assegurar a inclusão social das pessoas em sofrimento psíquico, ampliando assim seu empoderamento e cidadania, pois estamos apenas no começo de uma jornada para a consolidação da Reforma Psiquiátrica. Essa é uma demanda de todas as pessoas em seus tempos de se afastar e se envolver com o outro doente, o outro político, o outro docente, o outro profissional. Múltiplos outros em reforma para incluir o arcaico, excluir o novo, incluir o novo e excluir o arcaico. Tudo junto e ao mesmo tempo. Tempo esse de angústias contemporâneas.

Para Vasconcelos (2004, p. 5), o empoderamento representa o aumento do poder e da autonomia pessoal e coletiva de indivíduos e grupos sociais nas relações interpessoais e institucionais, sobretudo daqueles submetidos a relações de opressão, discriminação e dominação social. Na concepção de Paulo Freire (2005), o poder é concebido no intuito de um aumento da conscientização e desenvolvimento de uma "faculdade crítica" entre os marginalizados e oprimidos. Inclui também o poder de "fazer" e de "ser capaz", de modo que as pessoas possam se sentir com mais capacidade e no controle das situações (FREIRE, 2005).

Aspectos relacionais do processo inclusão-exclusão das pessoas em sofrimento psíquico

Ser social que se transforma constantemente na relação com a outra pessoa – este é o homem, a pessoa, o outro, o sujeito, o doente, o saudável.

A família é considerada o primeiro "lugar" onde esse ser se relaciona, sendo a mediadora entre indivíduo e sociedade; possibilita aprendizados, formas de perceber o mundo e se situar nele (REIS, 2001). Pode a família ser compreendida como uma unidade social, ou seja, um sistema formado por um grupo de pessoas que não precisam ter um laço de parentesco, mas que possuem laços de afinidade, afeto e solidariedade. É dinâmica, capaz de criar, renovar, transformar-se e pode ser um espaço de prazer, crescimento e alegria ou um espaço de sofrimento, prisão e opressão (BARRETO, 2008): ora exclusão, ora inclusão.

A exclusão das relações interpessoais e grupais pode se manifestar de forma material ou simbólica por meio da segregação, da marginalização e da discriminação (JODELET, 2004), levando a uma fragilidade dos vínculos sociais que podem ser revelados pelo estigma e pelo preconceito (WANDERLEY, 2004).

O estigma é um dos fatores que podem dificultar as trocas sociais e a vinculação das pessoas em sofrimento psíquico na sociedade, pois a ênfase na doença e na incapacidade leva à descrença do que é falado pelas pessoas em sofrimento psíquico, excluindo-as do direito de expor sua opinião e de serem ouvidas.

Considerando a dimensão relacional entre o profissional de saúde e o usuário, podemos ressaltar que a hipervalorização biológica ou de qualquer outro aspecto leva a um empobrecimento do cuidado, desconsiderando a construção em ato e a complexidade da vida (MACHADO; COLVERO, 1999).

Carvalho (2008) pontua que os profissionais de saúde podem considerar unicamente o saber científico, desconsiderando o conhecimento da pessoa em sofrimento psíquico e o de seus familiares. Essa atitude também é baseada no estigma da incapacidade, reafirmando a exclusão que essas pessoas sofrem e potencializando uma atitude passiva.

A ênfase nas incapacidades pode ser observada na superproteção e na tutela que profissionais e familiares têm em seu cotidiano; estimulando a dependência e a insegurança das pessoas em sofrimento psíquico, o empobrecimento das relações se instala e reforça a soberania do saber técnico em detrimento de outros saberes.

Oliver e Nicácio (1999) discutem essa relação de tutela das instituições – e não apenas as asilares – com as pessoas em sofrimento psíquico e ressaltam que a proposta de tutelar, embora com o intuito de tratar, recuperar, proteger e cuidar, leva, mesmo que não intencionalmente, a um cuidado pautado na incapacidade e na ausência de direito da pessoa em sofrimento psíquico. Tutela ocorre em unidades hospitalares e extra-hospitalares, pois é da ordem do humano.

Kinoshita (1996) afirma que a autonomia é a capacidade da pessoa em conseguir organizar sua vida conforme as diversas situações do cotidiano. Ressalta também a diferença entre autonomia e independência: seremos mais autônomos quando dependermos de muitas coisas e pessoas, porque todas as pessoas são dependentes. No entanto, há uma diminuição da autonomia quando temos uma dependência restrita. A dependência restrita é um dos desafios a ser encarado a fim de fazer vibrar a vida das pessoas em sofrimento psíquico por meio do cuidado das subjetividades.

Considerando o aspecto relacional da inclusão, podemos ressaltar as trocas de impressão e percepção que esse aspecto pode possibilitar, pois é por meio da relação que podemos trocar, compartilhar recursos, possibilidades e afetos que levam à inclusão da pessoa (SARACENO, 1999).

Segundo Carvalho, "a rede social é o lugar onde ocorrem essas trocas, portanto, é pela rede social que o homem aprende a ser homem, a ser sujeito de sua história e a ser sujeitado por ela" (2008, p. 139). Essas trocas deverão ocorrer no mercado, na feira, ou seja, nos espaços vivos, circulantes e produtivos da comunidade (SARACENO, 1999).

Atitudes que visam à inclusão não podem almejar uma "normalidade" do sujeito, porque cada indivíduo tem sua singularidade e esta precisa ser respeitada, pois o que iguala a humanidade é a diversidade de cada sujeito. "É por existirem o heterogêneo e a tensão entre sistemas diferentes que existe vida" (MAFFESOLI, 2004, p. 39). Novas formas de nos relacionarmos com as diferenças: eis uma angústia de produção de cuidados da subjetividade na contemporaneidade.

Considerando a dimensão relacional entre o profissional de saúde e o usuário, ressalta-se a importância do cuidado que possibilita a construção de vínculos e de confiança entre os sujeitos, criando um tempo e um campo para as peculiaridades do medo de não ser aceito, de ser rotulado como louco, fraco ou perdedor – cuidado das subjetividades.

O cuidado que caracteriza o trabalho chamado vivo[1] promove ações voltadas para a transparência do estigma e das dificuldades cotidianas, ações inovadoras que comportam alto grau de complexidade e dificuldade no tocante ao aparato da autonomia, da cidadania, das potencialidades individuais e da produção de sentido de vida.

Aranha e Silva (1997) ressalta que a inclusão da pessoa em sofrimento psíquico tem início quando ela é escutada, quando se busca desenhar em seu discurso qual necessidade está falando, de que natureza é, independentemente do estado clínico em que se encontra.

Aspectos subjetivos do processo inclusão-exclusão das pessoas em sofrimento psíquico

Haverá um tempo de inclusão das subjetividades e um tempo de exclusão da angústia? Quando falamos acerca da subjetividade, as referências obrigatórias são questões da sensibilidade humana, do afeto, da emoção, da criatividade, da identidade e da diversidade vividas no cotidiano.

A discussão sobre os sentimentos decorrentes do processo inclusão-exclusão social supera a lógica de que a preocupação do excluído é apenas a sobrevivência, priorizando a compreensão das consequências desse processo na pessoa que se relaciona com o social (família, trabalho, lazer e sociedade). *Considerar o aspecto subjetivo da exclusão* é referir-se aos sentimentos e à humilhação que os excluídos enfrentam (SAWAIA, 2004). As pessoas que sofrem com a exclusão social internalizam a desvalorização que ouvem durante sua vida, gerando baixa autoestima e descrença no aprimoramento e na descoberta de capacidades.

Sentir-se inferior, sentir-se à margem, ser desclassificado, tudo isso faz com que o indivíduo desestabilize suas relações com o outro, levan-

[1] Trabalho vivo no sentido descrito por Merhy (1997; 2002): no trabalho em saúde, a produção é singular, dinâmica, criativa e ocorre em ato; não é um trabalho sobre objetos que produz objetos (trabalho morto, geralmente industrial, produtos concretos), mas sim um trabalho que se dá no encontro com pessoas e produz atos de saúde, produção de cuidados de pessoas, portanto, vivo (semelhante ao trabalho na educação).

do-o a se fechar em si mesmo (PAUGAM, 2004). Esses sentimentos podem gerar sofrimento psíquico que, nesse caso, pode ser considerado sofrimento social (CARRETEIRO, 2004).

O excluído está em situação de carência material, mas, sobretudo, não está sendo reconhecido como sujeito; é estigmatizado, visto como nefasto ou perigoso pela sociedade. Heller (1979) considera que a pessoa afetada pela exclusão social sente vergonha e culpa por sua situação. Esses sentimentos podem manter a ordem social dos excludentes, pois os sentimentos de culpa e vergonha são utilizados para que as pessoas se imobilizem e não consigam encontrar formas de enfrentamento e mudança, particularizando situações que são sociais e prejudicando a percepção de caminhos para a superação. Essa superação pode ser facilitada pela atuação do profissional de saúde quando acredita na capacidade das pessoas e enfatiza suas potencialidades, quando se detém a olhar uma pessoa, permitindo que o encontro aconteça, criando o cuidado vivo entre pessoas.

Considerar o aspecto subjetivo da inclusão social é evidenciar os sentimentos de felicidade, pertencimento, autonomia, autorrealização, cidadania, autoestima e potência. É sentir-se capaz de lutar pela vida e por suas ambiguidades. Na vida concreta das pessoas, encontramos possibilidades para a potência de ação, um potencial que o indivíduo apresenta e que permite sua afirmação e sua expansão, podendo ser ativado e desenvolvido (ESPINOSA, 1957).

Essa potência de ação pode ser ativada por práticas de inclusão que visam restabelecer a relação do indivíduo consigo mesmo, produzir novas relações sociais, restituir os direitos civis, ativar dispositivos que permitam ao sujeito possuir um rendimento para poder ter acesso aos intercâmbios sociais (ROTELLI, 1990) e novas possibilidades de ser e estar, respeitando as singularidades de cada pessoa.

A inclusão social pode ocorrer por meio da arte, do trabalho, do esporte e de várias outras formas, desde que estas funcionem como uma possibilidade de fortalecimento, de encontro entre pessoas, de pertencimento, de trocas de afeto e de construção de vínculos.

Portanto, a inclusão social visa a um convite à vida, mesmo que seja uma vida sofrida; um convite à transformação das relações objetivas que aprisionam as emoções, a aprendizagem, a humanidade, e a sensação de impotência transforma-se em energia e em força para a luta (SAWAIA, 2004).

Acreditamos que esse convite à vida, à transformação, seja uma proposta de cuidado fundamental para os profissionais de saúde, mas, para isso, é necessário acreditar em sua potência de ação e na potência da pessoa que tem sofrimento psíquico, incluir o cuidado das subjetividades no tempo propício para as ações de saúde.

Aspecto material do processo inclusão-exclusão das pessoas em sofrimento psíquico

Podemos ressaltar o trabalho como um aspecto material do processo inclusão-exclusão social. Ele pode atuar como um processo de exclusão social se for considerado apenas um requisito básico para medir a produção de um povo, caracterizando-se como doente a pessoa não produtiva. Nessa visão, o prestígio e o desprestígio social, a qualificação e a desqualificação dependem de estar no campo de trabalho e da especificidade que a pessoa exerce no trabalho, não considerando a realização pessoal que pode exercer, mas valorizando unicamente a produção.

Após a Revolução Industrial na Europa do século XVIII, passou-se a considerar normal e saudável a pessoa que estivesse com o corpo e a mente em perfeitas condições de uso como força de trabalho para a inclusão no processo de produção; e o tratamento em saúde mental também estava integrado com o trabalho (ARANHA e SILVA, 1997).

Aranha e Silva (1997) lembra que o modelo de reabilitação prevalente até a década de 1950 era uma vertente do tratamento moral que tinha como objetivos a aquisição de comportamentos aprovados socialmente, o treinamento para o trabalho orientado no hospital e a ressocialização como mecanismo de adaptabilidade social; a disciplina era uma forma de obter respostas mais adequadas à realidade e ao controle de si próprio.

Nessa perspectiva, o trabalho era um instrumento de treinamento, prescrito pelo médico, no qual a instituição psiquiátrica se organizava. Visava à inclusão das pessoas em sofrimento psíquico, almejando sua "normalidade", e na prática reforçava a exclusão social, pois a pessoa não podia ser aceita com sua diferença. A loucura devia deixar de existir para que a pessoa em sofrimento psíquico fosse aceita nos "padrões da sociedade" e pudesse sair do isolamento das instituições totais.

Outro ponto importante sobre a exclusão são as desigualdades absurdas de qualidade de vida decorrentes das transformações no mundo do trabalho e de situações advindas dos modelos e das estruturas econômicas (SAWAIA, 2004). No trabalho, essas transformações da sociedade no final do século XX e no começo do XXI reduziram as necessidades de mão de obra exigidas pelo modo de produção capitalista tradicional, pelo qual tanto a indústria quanto a agricultura e os serviços empregavam um grande número de pessoas. Em razão da flexibilização, tanto do consumo quanto do mercado, das máquinas e do próprio trabalhador, muitas pessoas foram postas à margem do processo produtivo. Não foi o fim do trabalho, mas o fim de um emprego como o existente no modo de produção tradicional (GUARESCHI, 2004).

No trabalho, as mudanças também causaram competitividade, que seria uma fonte de exclusão na medida em que só havia espaço para os mais "fortes". Essa competitividade dificultou não só a inserção de pessoas em sofrimento psíquico como também a daquelas que não tiveram acesso à educação, situadas em categorias de baixa renda etc. Essa problemática, sem dúvida, tem dimensões de um problema social, e não individual.

O trabalho pode atuar como um processo de inclusão social quando é uma fonte de realização pessoal, de independência, de estabelecimento de identidade, de espaço de trocas, formação de rede social, de ampliação de contratualidades e de empoderamentos. Na perspectiva dos conceitos da Reabilitação Psicossocial, a inclusão social pelo trabalho deve visar à produção de vida, e não apenas à acumulação de capital, ou seja, visa ao trabalho como um processo complexo, levando à produção de sociabilidade, de ampliação das possibilidades de escolhas, de combate ao estigma, de exercícios da autonomia e da cidadania, respeitando as singularidades e os sofrimentos dos usuários (KINKER, 1997).

Nessa perspectiva, o trabalho é um espaço de trocas que produz sentidos e valores subjetivos. Ele pode ser um meio de sustento e/ou forma de autorrealização. O trabalho visto da perspectiva de produção de sentidos e de autorrealização, que respeita as singularidades, os sofrimentos dos usuários e o valor que tem para cada pessoa, amplia o projeto de vida para algumas pessoas. A realização pessoal poderá ser criada e construída nas atividades domésticas; na confecção de bonecas, sabonetes, fruteiras; no trabalho com a informática e outros (CARVALHO, 2008).

Saraceno (1999) ressalta que a cooperativa é uma possibilidade de inclusão pelo trabalho, pois apresenta um dinamismo afetivo e relacional oposto à lógica dos serviços psiquiátricos de entretenimento ou de disciplina e da lógica do mercado capitalista que não considera a especificidade de cada pessoa, visando apenas ao lucro. A cooperativa propõe que todos os participantes se responsabilizem pelas escolhas e pelos riscos que vão assumir, trabalhando a cidadania e respeitando a especificidade de cada sujeito.

Atualmente, no Brasil, a lei federal 9.867 estabelece o funcionamento de cooperativas, definindo suas atividades e funções, visando à inclusão pelo trabalho das pessoas que apresentam desvantagens no mercado econômico, como aquelas em sofrimento psíquico (BRASIL, 1999). Em 2004, a área técnica de Saúde Mental do Ministério da Saúde estabeleceu parceria com a Secretaria Nacional de Economia Solidária, visando à luta conjunta contra a exclusão social (BRASIL, 2006).

A economia solidária é a resposta organizada à exclusão pelo mercado por parte dos que não querem uma sociedade movida pela competição, da qual surgem incessantemente vitoriosos e derrotados. É, antes de tudo, uma opção ética, política e ideológica que se torna prática quando os optantes encontram os de fato excluídos e, juntos, constroem empreendimentos produtivos, redes de troca, instituições financeiras, escolas, entidades representativas, que apontam para uma sociedade marcada pela solidariedade (BRASIL, 2006).

Esses princípios são compartilhados pela Reforma Psiquiátrica, que também faz uma opção ética, política e ideológica para que as pessoas em sofrimento psíquico tenham o direito à reinserção social e econômica, criando estratégias para que se tornem sujeitos de sua própria história, exercendo, assim, seus direitos.

A participação dos profissionais de saúde na construção de cooperativas é uma forte novidade pelo ineditismo, pelo desconhecimento, por exigir a inclusão de outros saberes e de outros profissionais. As oficinas de geração de renda podem ser um caminho efetivado por meio do aprendizado de uma atividade específica, que pode ser igual ou diferente da profissão anterior do usuário. Esse aprendizado pode ser de culinária, bijuterias, artesanato em geral, fabricação de velas, cerâmica, produtos feitos com papel reciclado, entre outros (BRASIL, 2004), com o intuito de incluir, gerar vida e renda, produzir subjetividades.

Nicácio (2006) questiona como superar a lógica do trabalho protegido/assistido e reconhece que não é tarefa simples, pois há diferentes compreensões desse tipo de trabalho. Para viver esses desafios contemporâneos, o profissional de saúde mental mobiliza suas potencialidades, encontrando formas criativas para cada caso, não existindo uma única forma. O pensamento pós-moderno propõe uma ruptura dos grandes modelos epistemológicos, com suas pretensões de verdade, objetividade e universalidade, ou seja, desconstrói concepções de uma única possibilidade e de um único caminho. Portanto, ao falar de trabalho, mesmo na sociedade capitalista, é salutar perceber que o trabalho é uma das possibilidades para estar no mundo, ser valorizado e incluído.

Com licença ética e respeitosa, apresenta-se agora a história de vida de Antares, retirada da dissertação de Carvalho (2008). Carvalho defendeu dissertação de mestrado em Enfermagem na Escola de Enfermagem da Universidade de São Paulo (EEUSP) em 2008, tendo como objetivo descrever e analisar o processo inclusão-exclusão social na trajetória de vida das pessoas em sofrimento psíquico na pós-modernidade. O cenário da pesquisa foi um determinado projeto de geração de renda de uma cidade do estado de São Paulo, e os colaboradores foram os participantes ativos desse projeto. A pesquisa usou o referencial metodológico da história oral de vida e retratou sete histórias, sendo as narrativas interpretadas de acordo com a análise de conteúdo.

Suspeita-se que é na vida concreta dos sujeitos que se objetivam as políticas de inclusão ou exclusão existentes, as quais podem ser vividas com resistência ou servidão (SAWAIA, 2004). O contemporâneo da quebra, da sombra. O real tempo de angústias e alívio.

CARACTERIZAÇÃO DE ANTARES

Antares tem 53 anos, é solteira e tem três filhos. Mora com seu filho do meio. Tem o ensino fundamental incompleto e é católica. Relata ter depressão. Durante a entrevista, está animada, pois sempre quis escrever sua história. Sorri ao falar dos filhos, mas fica com os olhos cheios de lágrima ao relatar o episódio no qual seu filho a imobilizou.

A história oral de vida possibilita a compreensão de histórias individuais, respeitando diferenças e o caráter histórico. É uma modalidade de história oral, que, segundo Meihy (2005, p. 24), "fundamenta-se no direito de participação e, nesse sentido, está ligada à consciência da cidadania".

Esse "direito de participação" é um dos pontos altos desse método, que possibilita um estudo refinado das subjetividades; o outro é a oportunidade de "dar voz" a pessoas desconsideradas em certo cotidiano.

De acordo com Delory-Momberger,

> o objeto sobre o qual trabalham as linhas de formação pelas histórias de vida não é a vida, mas as construções narrativas (...), que é matéria instável, transitória, viva (...), que se reconstrói a cada uma de suas enunciações e reconstrói, juntamente com ela, o sentido da história que anuncia (2006, p. 362).

Essa autora afirma que o objeto da história de vida não devem ser os fatos relatados, mas sim as impressões e os aspectos subjetivos que esses fatos representam para o sujeito entrevistado. Geralmente se utilizam entrevistas para captar as histórias.

Portanto, nesse método de registro de história de vida, finalizada a entrevista, há o procedimento da transcriação e, então, o texto impresso é entregue para a pessoa. A transcriação é uma recriação completa do texto, podendo conter correções gramaticais, acréscimos ou retiradas de palavras e mudanças de ordem dos parágrafos. Por ser uma recriação completa, a conferência e a legitimação por parte do entrevistado são necessárias. Durante a devolução dessa narrativa, Antares afirmou: "Essa foi a minha vida. Se eu mostrar para o meu filho, ele vai chorar. Ninguém imagina o que a gente passa na vida." Pediu para ficar com uma cópia de sua narrativa. Após três meses da entrega do relato, ela afirmou que queria pôr um título em sua história, que seria "A sofredora que venceu", e também queria fazer uma capa, a qual teria uma foto dela, sentada, com a mão no queixo, para mostrar reflexão, e um lenço na cabeça, que é típico de sua terra.

História de vida de Antares

Minha mãe teve quatro filhas. Eu era a caçula. Ela trabalhava em um hotel e não tinha condições de nos criar; por isso, ela acabou dando a segunda e a quarta filha, que, no caso, era eu. Até os meus 9 anos, fui cuidada pela minha irmã mais velha, mas ela precisou sair para trabalhar e a minha mãe me colocou para tomar conta de um menino de 2 anos em uma casa de família. Mas esse menino não me obedecia e um dia jogou uma pedra no meu pé, estourando o meu dedão, que até hoje tem a cicatriz.

Acabei saindo dessa casa e a minha mãe me deu para uma moça francesa que tinha dois filhos: um de 16 e outro de 15 anos. Comecei a trabalhar na casa dessa moça, mas o filho mais novo teve ciúmes e começou a me culpar por coisas que ele fazia. Um dia, eu precisei buscar uma chave para pegar o ferro e, nessa saída, sofri um acidente e fui para o hospital. Eu fui atropelada por um jipe e, quando acordei, estava com a cabeça enfaixada, braço e perna pendurados. Acabei ficando no hospital por quase dois anos; entrei com 9 e saí com 11 anos, porque precisei fazer enxerto, quebrei o fêmur, levei dezessete pontos na cabeça e outros pontos pelo corpo. Também precisei pôr platina e, como era pequena, precisei fazer outra cirurgia para tirá-la, mas graças a Deus eu cresci e estou normal!

Depois da hospitalização, eu ainda estava com a minha perna engessada e fui para a casa da moça francesa. Quando a minha mãe foi me visitar e me viu lavando o banheiro com a perna engessada, me levou embora. E eu fui viver com a minha mãe. Fiquei com ela até os 14 anos, mas ela faleceu. Tanto a minha irmã mais velha como a do meio, que eram casadas, não quiseram ficar comigo, e por isso fui trabalhar em uma casa de família.

Nessa casa, a minha patroa não queria que eu estudasse para cuidar das quatro crianças em tempo integral, inclusive no período noturno, e por isso parei de estudar. A criança mais velha tinha 6 anos e a mais nova, 2 anos. Eu era responsável pela casa, pela comida, pelas crianças e por levá-las à escola e à natação. Normalmente, a minha patroa só conseguia chegar às 23h e as pegava dormindo. Um dia, porém, eu estava lavando roupa e o mais velho acabou mexendo no cuscuz que estava no fogo, que caiu e queimou a mais nova. Eu a socorri, mas acabei saindo dessa casa e fui trabalhar com uma senhora de idade.

Foi muito bom, mas depois de seis meses o neto dela de 20 anos foi morar junto e ficou me assediando. Eu tinha apenas 14 anos, e um dia ele começou a bater no meu quarto de madrugada para eu passar uma camisa para ele. Afirmei que eu daria pela janela a camisa e o ferro, que não abriria a porta, mas ele continuou insistindo. No outro dia, avisei à senhora o que havia acontecido, falei que eu não podia mais trabalhar lá e arranjei uma senhora mais velha para trabalhar lá.

Também trabalhei em Copacabana e Ipanema. Cuidei da sobrinha de um artista e de um advogado famoso e, por isso, nos prédios em que trabalhava tive contato com vários atores e artistas.

Lembro que, quando trabalhava em Ipanema, eu realizava o serviço e, aos domingos, passava o dia inteiro na praia. Sempre ficava perto de uma família para não parecer que eu estava sozinha, mas um dia um rapaz me perseguiu e tentou me pegar dentro da água. Consegui escapar e parei de ir à praia. Só voltei à praia de Ipanema quando eu estava grávida da minha filha mais velha.

Também me lembrei de um beijo que recebi de um estranho. Eu estava dormindo em um ônibus que ia para São José dos Campos e, de repente, um moço entrou, me beijou e falou: "Eu não aguentei os teus lábios cor de mel." Fiquei muito assustada, pois eu só tinha 17 anos e fiquei com medo de ele descer onde eu ia descer.

Eu já passei por cada coisa... Fui a uma festa com uma amiga, mas ela ficou com um rapaz, eu precisei voltar sozinha e um cara me perseguiu. Ele puxou os meus cabelos, mas na época era moda usar peruca e, por isso, ele ficou com a peruca e eu corri muito. Nunca mais quis saber dessa amiga. Sempre precisei me cuidar sozinha e, por isso, só fiquei moça aos 21 anos, mesmo não tendo pai nem mãe. Mesmo não tendo mãe, eu não iria me entregar assim.

Continuei a trabalhar como babá em outras casas, mas, quando fiz 21 anos, resolvi parar e pensei que estava na hora de eu começar a tomar conta dos meus próprios filhos. Acabei ficando grávida do meu primeiro filho e fui morar na casa da minha irmã mais velha. Quando ele nasceu, o meu cunhado queria que eu desse a criança. A irmã dele já tinha arrumado tudo, mas eu afirmei: "Eu prefiro dar para Deus do que para alguém que eu não conheço", e o meu filho acabou falecendo quando tinha 2 meses e 9 dias. Acabei me submetendo a morar na casa de um senhor de 61 anos que tinha um filho de 14 anos. Acabou dando certo.

Outro fato importante foi que, quando eu era bebê, meu pai brigou com a minha mãe e ameaçou matar a mim e a minha irmã. Minha mãe chamou a polícia e ele foi preso. Depois soube que ele foi para São José dos Campos e que matou a filha da dona da pensão em que morava. Ele fugiu e se refugiou na casa de uma senhora, com quem acabou tendo um relacionamento. Ele era pedreiro e acabou construindo uma casa em São José dos Campos.

Essa minha madrasta me colocou no inventário para receber essa casa, mas depois fui descobrir que a minha mãe me registrou com um nome diferente do que eles haviam combinado porque estava com raiva do meu pai. Acabei perdendo o direito a essa casa e soube que ela foi invadida. Nessa época, eu já tinha dois filhos, um casal. Consegui dar para eles o curso de datilografia. A menina com 13 anos trabalhou como office-boy *e aos 15 anos foi para o almoxarifado. O menino trabalhou em uma loja de vitral e saía com muito dinheiro para levar ao banco. Um dia, ele acabou de depositar o dinheiro e, assim que saiu, assaltaram o banco e mataram o segurança.*

Depois disso, fiquei muito preocupada, porque o meu filho só tinha 11 anos e andava com muito dinheiro, e acabei tirando ele de lá e ele foi trabalhar em uma autopeça. Ele saiu desse emprego só quando se casou, e o dono chorou muito; até hoje ele sempre passa lá para conversar com o dono e arrumar o carro.

Essa é a minha vida. Passei muitas dificuldades, mas eu vou levando. Em 2002 eu tive depressão. Eu morava com a minha filha e com a minha neta. A minha neta me adorava e adorava ficar comigo, pois eu fazia o café para ela, trocava a fralda e sempre ficava com ela para eles saírem para se divertir. Um dia, o meu cunhado falou que era para eles se mudarem porque eu estava tomando a criança deles. Quando eles se mudaram fiquei com depressão, mas eu tinha a faxina, o que me ajudava em vários sentidos.

A filha da minha patroa foi morar lá e, em vez de me perguntar se eu queria trabalhar por mês, acabou contratando outra pessoa. Eu fui dispensada em outubro, novembro, e já tinha feito algumas comprinhas para renovar a casa para o Natal. Eu comprei um tanquinho e uma mesa com banquinhos, e quase fiquei louca, pois agora eu não tinha como pagar. Eu só via a conta chegar e eu sem condições de pagar. E nesse momento eu pirei, lembro como se fosse hoje. Eu me joguei no rio Paraíba, mas você só morre quando chega a sua hora. Se eu não morri naquele dia eu não morro mais. Acabei boiando e parei em um banco de areia. Acabei me levantando e andei até a cidade de Aparecida. Eu não sei como, mas atravessei a Dutra sem perceber e caminhei na chuva. Quando dei por mim, estava em um lugar estranho, toda molhada e fedendo por causa do rio. Acabei reconhecendo a ponte da Igreja de Nossa Senhora da Aparecida e comecei a andar para trás. Passei o dia andando e, quando cheguei à avenida, eu não tinha força para atravessar, mas uma vizinha me viu e achou que eu estava tentando me matar.

Ela parou o caminhão que estava vindo e eu fui com o meu filho para a Santa Casa. Foi muito difícil, porque me colocaram com pessoas que estavam piores do que eu. Elas arrancavam cabelos, comiam bosta, avançavam nas pessoas, e nesse lugar eu não tinha privacidade, lembro que não tinha como fechar a porta do banheiro. Eu falei para o meu filho que eu não podia ficar mais naquele lugar, porque eu ficaria louca se permanecesse lá. O meu filho me tirou de lá e conversou com a sogra dele, que é espírita, para ajudar a arrumar outro lugar para eu me tratar, e ela arrumou o Centro de Especialidades Médicas. Comecei a me tratar e fui melhorando.

Outro fato importante foi que tive um problema com a minha nora, pois fiquei morando com eles e comecei a lavar e a passar a roupa do meu filho, e também fazia o café para ele. Um dia, ela me falou que ele não era mais meu filho e que ele era dela, e que eu não precisava fazer essas coisas para ele. Eu pontuei que, enquanto eu estivesse na Terra, ele seria o meu filho e que ele era mais meu do que dela. Nesse momento, ela avançou em mim e eu peguei no pescoço dela; quando dei por mim, soltei-a e veio a vizinha com o bebê para ajudar.

Ligaram para o meu filho e, quando ele chegou, a primeira coisa que fez foi me dar uma rasteira e três socos na minha cabeça. Ele me deu uma chave de braço e eu afirmei que ele estava me machucando, e a única coisa que ele falou foi: "Eu não mandei você bater nela." E eu dizia que ela tinha me atingido primeiro. Conversei com a médica do Centro de Especialidades

Médicas sobre o que havia acontecido e ela chamou o meu filho e explicou a minha versão, pois ele não me ouvia e ressaltou que, se me provocassem, eu poderia fazer coisa pior.

Hoje está uma belezinha! Eu moro no quarto da frente e a minha nora faz comida para mim, não me deixa sem comida e me trata muito bem. Eles viajaram no carnaval e me levaram.

Eu vim para o projeto há quase dois anos. Eu adoro estar aqui. Meu filho e minha nora falaram que iriam me ajudar a voltar para onde eu morava, mas eu falei que não queria porque lá sabem que eu tentei me matar. Vão achar que eu sou louca. Aqui ninguém sabe do meu problema e todos conversam comigo. Aqui é outra coisa! Como eu posso voltar para um lugar onde eu vou passar na rua e as pessoas vão ficar me olhando de rabo de olho, e depois fica uma conversinha?

Não é fácil ter problema de depressão. É horrível você ver uma pessoa que era muito sua amiga agora passar e virar a cara. Lembro que, depois daquele episódio em que me joguei no rio, eu fui à igreja a que eu sempre ia aos domingos. E as pessoas ficavam longe do banco em que eu sentava só para não me cumprimentar na hora em que o padre pedia para cumprimentar as pessoas. Eu me sentia muito mal. Meu filho falava para eu deixar de frequentar essa Igreja, como ele deixou.

Por isso eu prefiro aqui, onde ganho o meu dinheiro. Lá eu até participava de um projeto para pintar pano de prato, fazer crochê, mas não ganhava nada. Aqui no projeto eu tenho o meu dinheiro e consigo fazer as minhas comprinhas. Compro sabonete, também compro pasta, papel higiênico, leite em pó... Porque às vezes eu preciso fazer leite para tomar remédio e não preciso pedir para o meu filho. Eu vou levando a vida. A vida é ótima.

Outro fato muito importante é que eu tenho outra filha. Eu tive quatro filhos: o primeiro faleceu, depois tenho a menina com 28 anos, o menino de 27 anos, e a última, que eu dei para um médico; ela tem 15 anos. Ela é branquinha, com cabelos enrolados, igualzinha a você. Eu a acabei dando porque eu morava com a minha madrasta e ela não aceitou ter outra criança na casa. Eu já tinha até arrumado uma creche onde deixá-la, mas eu conheço a avó e a tia dela e sei onde elas moram.

Elas falaram que todo final de ano ficam na primeira praça, que é para eu passar lá para vê-la. Mas eu não quero ir porque senão pego ela de volta, pois eu não a dei de papel passado. Vou deixar ela completar 16 anos e estar no colegial. Quando ela estiver no 2º colegial, vou procurá-la, não para tirá-la de lá, mas para ver como ela está sendo criada e se foi criada que nem os meus filhos.

Apesar de eu ser pobre, nunca faltou nada para eles. Eu era sócia de um clube para eles terem lazer. A menina competiu como Garota Verão quando tinha 15 anos e ficou em 4º lugar. Ela também foi rainha da bateria de uma escola de samba e tem dez medalhas de goleira menos vazada de handebol. O menino é um atleta e um poeta. Ele faz poesias de cabeça. Eles tiveram álbum de figurinhas e conseguiram encher. A menina teve papel de carta. Eles foram criados como pessoas de classe média, não faltava nada para eles.

Também tem a minha neta, que está uma moça, tem 9 anos e vai fazer 10 em março, e a minha filha vai fazer 29 anos. O meu filho sempre foi muito esforçado: ele aprende as coisas sozinho, só olhando. Foi assim que ele aprendeu a consertar computador. Às vezes, algumas pessoas ligam para ele e, por telefone, consegue consertar. Eu sempre arrumei o meu emprego prestando atenção. Às vezes ouvia alguém falar que precisava de uma pessoa para ajudar e eu conversava sobre o emprego. Sempre fui assim.

Essa é a minha vida. Daria até para fazer uma novela, não daria? Foi uma barra, mas eu sempre quis escrever a minha vida.

Reflexão de uma vida em curso: "A sofredora que venceu"

Pontos da narrativa de Antares podem sugerir consequências do processo inclusão-exclusão social na vida concreta de uma pessoa em sofrimento psíquico. Nenhuma teoria isolada nem uma única categoria profissional serão suficientes para entender essa vida e cuidar dela, pois "a unidimensionalidade do pensamento é incapaz de compreender a polidimensionalidade da vivência" (MAFFESOLI, 2004, p. 35).

Durante a narrativa, percebemos o sofrimento de Antares quando foi segregada na igreja que frequentava. A religião, como uma das instituições da sociedade que poderiam ser um dispositivo de inclusão, pode também reforçar a exclusão, assim como determinadas instituições sociais: família, escola, hospital, entre outras. Não querer voltar para a cidade na qual morava é uma angústia de Antares, preferindo o anonimato de uma nova cidade, em que pode ser vista como pessoa, e não como doente, louca, perigosa.

Observa-se a dor de Antares quando foi imobilizada por seu filho; este não a escutava e só conseguiu ouvir sua versão por intermédio de uma profissional da saúde. Durante a narrativa, Antares percebeu que é uma vencedora, como se denominou no título que deu para o relato de sua vida. Ela reconhece que, apesar de ter tido uma vida sofrida, foi e é capaz de transformar seu sofrimento em potência de ação. Essa possível transformação não é fato isolado, é um todo de mediações e de encontros com outras pessoas, com outros tempos. Nesse caso, o trabalho no projeto funcionou para Antares como uma tecnologia de cuidado que estimulou seu fortalecimento, sua permanência, ampliando possibilidades de viver, respeitando suas singularidades.

Entendemos tecnologia de cuidado como algo de ordem complexa do encontro entre usuário e trabalhador de saúde, da imensidão do diálogo e do espaço de possibilidades da construção do novo. Algo que passa pelo desejo de uma ruptura com cuidados, corpos e pessoas objetivadas e normatizadas por uma racionalidade científica redutora – é o desejo de construir uma nova concepção de cuidados como espaços relacionais, simbólicos, históricos, sociais e políticos.

Não apresentamos aqui a localização, a descrição, a estrutura e as propostas do projeto de que Antares participa. Apenas ressaltamos que se trata de uma cooperativa de geração de renda ligada a um Centro de Atenção Psicossocial de um município do estado de São Paulo, com oficinas variadas de artesanato e produções diversificadas. Antares não descreve em detalhes suas produções materiais, mas dá ênfase às suas produções de subjetividade no âmbito da família, da habitação, dos empregos, da criação dos filhos. Antes, tempos de tumulto e tempos de certo alívio no presente. Modos de ela subjetivar seu tempo.

CONSIDERAÇÕES FINAIS

O processo inclusão-exclusão social das pessoas em sofrimento psíquico deve ser compreendido em todas as suas dimensões para podermos desenvolver continuamente novas tecnologias de cuidado que assegurem a inclusão social das pessoas em sofrimento psíquico, ampliando, assim, o empoderamento e a cidadania dessas pessoas.

A inclusão de pessoas em sofrimento psíquico passa pelo exercício da cidadania que se expressa na ação política, mas também está presente no desejo, nas paixões e nas necessidades dos sujeitos. É no princípio do direito de viver a própria vida que se constroem possibilidades concretas para enfrentar as hegemonias de interesse corporativistas que desvirtuaram a ética (SAWAIA, 2004).

Concordamos com Carvalho (2008) em que as narrativas das histórias de vida podem ser uma tecnologia de cuidado, pois: permitem o conhecimento sobre a vida da pessoa, priorizando a história e não a doença; sensibilizam o profissional de saúde sobre a realidade desse sujeito, desconstruindo o estigma e o preconceito; identificam os potenciais de desgaste e de fortalecimento do processo saúde-doença, facilitando a construção conjunta do projeto terapêutico; identificam a rede social da pessoa e o significado dessa rede para o sujeito, e podem permitir a produção de sentido de vida, pois, ao falar de sua história, a pessoa pode elaborar e compreender situações que antes estavam obscuras.

REFERÊNCIAS BIBLIOGRÁFICAS

ALVERGA, A. R.; DIMENSTEIN, M. A loucura interrompida nas malhas da subjetividade. In: AMARANTE, P. ***Arquivos de saúde mental e atenção psicossocial 2***. Rio de Janeiro: Nau, 2005. p. 45-66.

AMARANTE, P. ***Loucos pela vida***: a trajetória da reforma psiquiátrica no Brasil. Rio de Janeiro: SDE/Ensp, 1995.

AMARANTE, P. (coord.). A clínica e a reforma psiquiátrica. In: ***Arquivos de saúde mental e atenção psicossocial***. Rio de Janeiro: Nau, 2003. p. 45-65.

ARANHA E SILVA, A. L. ***O projeto copiadora do Caps***: do trabalho de reproduzir coisas à produção de vida. São Paulo, 1997. Dissertação (mestrado) – Escola de Enfermagem, Universidade de São Paulo (USP).

BARRETO, A. P. ***Terapia comunitária***: passo a passo. Fortaleza: Gráfica LCR, 2008. p. 178-219.

BRASIL. Lei Federal nº 9.867, de 10 de novembro de 1999. Dispõe sobre a criação e o funcionamento de Cooperativas Sociais, visando à integração social dos cidadãos, conforme especifica. ***Diário Oficial da República Federativa do Brasil***, Brasília, DF, 10 nov. 1999.

______. Lei nº 10.216, de 6 de abril de 2001. Dispõe sobre a proteção e os direitos das pessoas portadoras de transtornos mentais e redireciona o modelo assistencial em saúde mental. ***Diário Oficial da República Federativa do Brasil***, Brasília, DF, 6 abr. 2001.

______. Ministério da Saúde. Comunicação e Educação em saúde. ***Saúde Mental no SUS***: Os Centros de Atenção Psicossocial. Brasília: Editora do Ministério da Saúde, 2004.

______. Ministério da Saúde. Secretaria de atenção à saúde. Departamento de Ações Programáticas Estratégicas. ***Saúde mental e economia solidária***: inclusão social pelo trabalho. Brasília: Editora do Ministério da Saúde, 2006.

CARRETEIRO, T. C. A doença como projeto – uma contribuição da análise de formas de filiações e desfiliações sociais. In: SAWAIA, B. (org.). ***As artimanhas da exclusão***: análise psicossocial e ética da desigualdade social. 5. ed. Petrópolis, RJ: Vozes, 2004. p. 87-96.

CARVALHO, R. K. ***O processo de inclusão-exclusão na vida das pessoas com sofrimento psíquico na pós-modernidade***. São Paulo, 2008. Dissertação (mestrado) – Escola de Enfermagem, Universidade de São Paulo (USP).

CUNHA, A. G. ***Dicionário etimológico Nova Fronteira da língua portuguesa***. 2. ed. Rio de Janeiro: Nova Fronteira, 1998.

DELORY-MOMBERGER, C. Formação e socialização: os ateliês biográficos de projeto. ***Educ. Pesq.***, v. 32, n. 2, p. 359-371, 2006.

DEMO, P. ***Charme da exclusão social***. 2. ed. Campinas, SP: Autores Associados, 2002.

ESPINOSA, B. ***Ética***. 3. ed. São Paulo: Atena, 1957.

FREIRE, P. ***Pedagogia da autonomia***: saberes necessários à prática educativa. 31. ed. São Paulo: Paz e Terra, 2005.

GOFFMAN, E. ***Estigma***: notas sobre a manipulação da identidade deteriorada. 4. ed. Rio de Janeiro: Guanabara Koogan,1988.

GUARESCHI, P. Pressupostos psicossociais da exclusão: competitividade e culpabilização. In: SAWAIA, B. (org.). ***As artimanhas da exclusão***: análise psicossocial e ética da desigualdade social. 5. ed. Petrópolis, RJ: Vozes, 2004. p. 141-156.

HELLER, A. ***Teoría de los sentimientos***. 3. ed. Madrid: Editorial Fontamara, 1979.

JODELET, D. Os processos psicossociais da exclusão. In: SAWAIA, B. (org.). ***As artimanhas da exclusão***: análise psicossocial e ética da desigualdade social. 5. ed. Petrópolis, RJ: Vozes, 2004. p. 53-66.

KINKER, F. S. Trabalho com produção de vida. ***R. Ter. Ocup.***, v. 8, n. 1. p. 42-48, 1997.

KINOSHITA, R. T. Contratualidade e reabilitação psicossocial. In: PITTA, A. (org.). ***Reabilitação psicossocial no Brasil***. São Paulo: Hucitec, 1996. p. 55-59.

LEÃO, A. ***As práticas de inclusão social***: o desafio para os serviços de saúde mental. São Paulo, 2006. Dissertação (mestrado) – Escola de Enfermagem, Universidade de São Paulo (USP).

MACHADO, A. L.; COLVERO, L. A. O cuidado de enfermagem: olhando através da subjetividade. ***Acta Paul. Enf.***, São Paulo, v. 12, n. 2, p. 66-72, 1999.

MAFFESOLI, M. ***Notas sobre a pós-modernidade***: o lugar faz o elo. Rio de Janeiro: Atlântida, 2004.

MARTINS, J. S. ***Exclusão social e a nova desigualdade***. São Paulo: Paulus, 1997.

MEIHY, J. C. S. B. ***Manual de história oral***. 5. ed. São Paulo: Loyola, 2005.

MERHY, E. E. Em busca do tempo perdido: a micropolítica do trabalho vivo em saúde. In: ONOKO, R. (org.). ***Agir em saúde***. São Paulo: Hucitec, 1997. p. 74-111.

______. ***Saúde***: a cartografia do trabalho vivo. São Paulo: Hucitec, 2002.

NICÁCIO, F. Reforma psiquiátrica, direito ao trabalho e emancipação. In: BRASIL. Ministério da Saúde. Secretaria de atenção à saúde. Departamento de Ações Programáticas Estratégicas. ***Saúde mental e economia solidária***: inclusão social pelo trabalho. Brasília: Editora do Ministério da Saúde, 2006. p. 75-78.

OLIVEIRA, M. A. F. ***Do canto (lugar) maldito ao porto (lugar) seguro***: representações do manicômio. São Paulo: Selecta, 2000.

OLIVER, F. C.; NICÁCIO, F. Da instituição asilar ao território: caminhos para produção de sentido nas intervenções em saúde. ***R. Ter. Ocup.***, v. 10, n. 2/3, p. 60-68, 1999.

PAUGAM, S. O enfraquecimento e a ruptura dos vínculos sociais – uma dimensão essencial do processo de desqualificação social. In: SAWAIA, B. (org.). ***As artimanhas da exclusão***: análise psicossocial e ética da desigualdade social. 5. ed. Petrópolis, RJ: Vozes, 2004. p. 67-86.

REIS, J. R. T. Família, emoção e ideologia. In: LANE, S. T. M.; CODO, W. (orgs.). ***Psicologia social***: o homem em movimento. São Paulo: Brasiliense, 2001. p. 99-123.

ROTELLI, F. Desinstitucionalização: uma outra via. In: NICÁCIO, M. F. ***Desinstitucionalização***. São Paulo: Hucitec, 1990.

SÁ, L. C.; MAGRÃO, S. Caçador de mim. In: NASCIMENTO, M. ***Caçador de mim***. Ariola, 1991.

SARACENO, B. Reabilitação psicossocial: uma estratégia para a passagem do milênio. In: PITTA, A. M. F. (org.). ***Reabilitação psicossocial no Brasil***. São Paulo: Hucitec, 1996. p. 13-18.

SARACENO, B. ***Libertando identidades***: da reabilitação psicossocial à cidadania possível. Rio de Janeiro: IFB/Te Corá, 1999.

SAWAIA, B. (org.). ***As artimanhas da exclusão***: análise psicossocial e ética da desigualdade social. 5. ed. Petrópolis, RJ: Vozes, 2004.

VASCONCELOS, E. M. ***O poder que brota da dor e da opressão***: empowerment, sua história, teorias e estratégias. Rio de Janeiro: Paulus, 2004.

WANDERLEY, M. B. Refletindo sobre a noção da exclusão. In: SAWAIA, B. (org.). ***As artimanhas da exclusão***: análise psicossocial e ética da desigualdade social. 5. ed. Petrópolis, RJ: Vozes, 2004. p. 16-25.

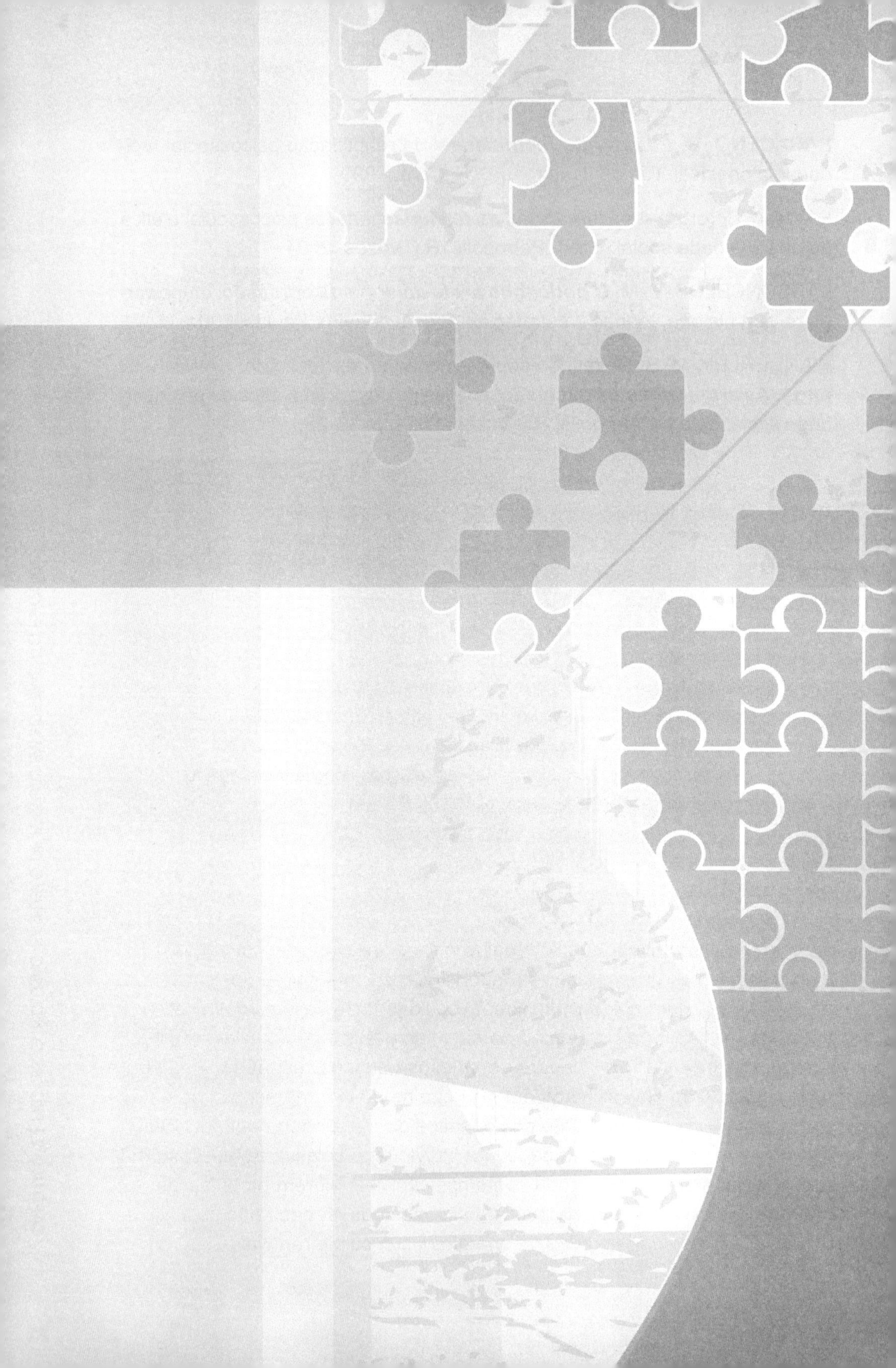

CAPÍTULO 3

TRABALHO AFETIVO EM EQUIPE NO CUIDADO DAS SUBJETIVIDADES

Juliana Reale Caçapava Rodolpho
Ariane Machado Palma do Prado
Cintia Adriana Vieira Gonçales

> O eu dialógico (...) sabe que é exatamente o tu que o constitui. Sabe também que, constituído por um tu – um não eu –, esse tu que o constitui se constitui, por sua vez, como eu, ao ter no seu eu um tu. Dessa forma, o eu e o tu passam a ser, na dialética dessas relações constitutivas, dois tu que se fazem dois eu (FREIRE, 2005, p. 192).

Introdução

O presente capítulo, sobre trabalho em equipe, lança-se neste vasto e delicado território de produção de subjetividades, marcadas por encontros e desejos de quem cuida e de quem é cuidado. Conceber asas à atitude cuidadora é ampliar a percepção de circunscrevê-la apenas à relação (em ação) entre sujeitos trabalhadores e sujeitos usuários de saúde. Isso porque o cuidado se constrói também no trabalho afetivo, no acolher-se entre a equipe, no compartilhamento dos desafios do trabalho, no enfrentamento dos conflitos, na plasticidade da leitura individual e coletiva de nossas práticas – com olhos para além da contemplação, que vibrem na pulsação do movimento para a criação, na busca de linhas de fuga, das rotas de alívio e prazer, nutrindo nossos corpos da energia que circula e renova.

CONTEMPORANEIDADE E TRABALHO EM SAÚDE: ENCONTROS E INTERDIÇÕES

No contemporâneo, somos convocados a nos submeter à experiência da crise em seu sentido positivo, colocando-nos em um lugar de exercitar a crítica sobre o que está instituído, com abertura para o que ainda não somos, mas a partir do qual estamos em via de nos diferir (SILVA, 2006; PASSOS; BENEVIDES, 2001).

O filósofo francês Michel Maffesoli nomina *pós-modernidade* o período que estamos vivendo e que pode ser assim definido: "sinergia de fenômenos arcaicos e do desenvolvimento tecnológico" (MAFFESOLI, 2001, p. 21).

Maffesoli (2001) trata a pós-modernidade como um novo paradigma, tentando não sugerir rupturas nem radicalização, mas sim uma reorganização: de valores, de ideias, de visões de mundo provenientes da modernidade. É um processo que ele chama de "devir espiralado do mundo", ou seja, quando cessa a evidência de uma ideia sobre a qual estava fundada uma civilização, outra constelação começa a nascer, integrando certos elementos do que era e voltando a dar vida a outros que tinham sido negados.

Capra (1982) acredita que esse contexto é constituído de facetas diferentes de uma só crise, "a crise de percepção". Há uma tentativa de aplicar os conceitos de uma visão obsoleta de mundo – a visão mecanicista da ciência cartesiano/newtoniana – a uma realidade que já não pode ser entendida em função desses conceitos. Vive-se hoje em um mundo globalmente interligado, no qual os fenômenos biológicos, psicológicos, sociais e ambientais são todos interdependentes. Ele também afirma que são necessários uma perspectiva ecológica, um novo paradigma, uma nova visão da realidade e uma mudança fundamental nos pensamentos, nas percepções e nos valores (CAPRA, 1982).

Conforme diz Morin (1982), para se transformar, são necessárias uma reforma de pensamento, uma revolução nas próprias estruturas do pensamento: "O pensamento tem de tornar-se complexo." Nesse contexto, ele fala do Paradigma da Complexidade, no qual o problema da complexidade é o esforço para conceber um desafio inevitável que o real lança ao nosso espírito. A complexidade tende para o conhecimento multidimensional. Não se trata de dar todas as informações sobre um fenômeno estudado, mas respeitar suas diversas dimensões (MORIN, 1982).

Maffesoli (2005) refere ser melhor compreender a realidade que se apresenta em vez de tentar medi-la como um parâmetro racionalista; daí a importância de respeitar as diversas dimensões e tentar compreendê-las, pois dessa forma a complexidade surge como dificuldade, como incerteza, e não como clareza e resposta (MORIN, 1982).

Com a visão de mundo dos autores explicitada, segue a discussão sobre o cotidiano de cuidados dos serviços de saúde, pois acreditamos que ele também seja permeado por essas questões.

No trabalho em saúde, as pessoas não trabalham apenas com o que está normatizado nas descrições de cargos e tarefas, seguindo à risca o organograma institucional; pelo contrário, trazem de vivências anteriores interpretações próprias do mundo, intencionalidades, crenças. Os trabalhadores são atravessados por devires que vão significando sob diferentes faces – de estranheza, de ameaça, de prazer, de felicidade.

É nesse emaranhado de sentimentos, percepções e intenções que a essência do cuidado vai tomando forma. Deparar-se então com o inusitado, com um cotidiano feito de anedotas, solavancos e fragmentações, vai revelando toda a obscuridade da concretude (MAFFESOLI, 2001) em um espaço em que coexistem interesses distintos e conflitantes de trabalhadores e usuários. Isso instabiliza nossas convicções e faz caírem por terra recomendações decoradas nos livros ou sistematizadas em protocolos de assistência dos quais não consta a singularidade com que cada sujeito (trabalhador e usuário) concebe o mundo e vive a vida. Assim, enxergar o outro pela via da literalidade não traz alívio, pois "a unidimensionalidade do pensamento é incapaz de compreender a polidimensionalidade da vivência" (MAFFESOLI, 2004, p. 44).

> Que isso foi o que sempre me invocou, o senhor sabe: eu careço de que o bom seja bom e o ruim ruim, que dum lado esteja o preto e do outro o branco, que o feio fique bem apartado do bonito e a alegria longe da tristeza! Quero os todos pastos demarcados... Como é que posso com este mundo? Este mundo é muito misturado (GUIMARÃES ROSA, 1986, p. 307).

Nesse pano de fundo, a angústia, presença que escapa a qualquer saber suposto, é aquilo que remete o sujeito à sua própria incompletude (BESSET, 2002); em contrapartida, quando certo limiar de angústia é posto em análise, de forma bem-conduzida, permite ao sujeito prosseguir na direção de desdobrar-se a si próprio sob o prisma de novos sentidos, afirmando sua singularidade (FUKS, 2001).

Na perspectiva dos trabalhadores de saúde, muitas vezes teimamos em fazer prevalecer nossas vontades orientados por nossa leitura de mundo: fechamos os olhos para as queixas psicossomáticas; negamos a escuta se não suportamos o conteúdo; não mostramos novas e outras possibilidades; e, não nos dando por vencidos, rotulamos, entregamo-nos a comentários infelizes, somos por vezes grosseiros e abusamos de suposto poder diante da vulnerabilidade do usuário. Nesse sentido, faz-se necessária, por parte dos trabalhadores de saúde, uma reflexão crítica que analise a angústia trazida pelos "desencontros". O usuário, em uma perspectiva não solidária, dicotomizante, limita-se a ser, exclusivamente, o responsável pelo fracasso da relação; fabrica-se um cenário de "cuidados" sem mobilidade de possibilidades excluídas ou tuteladas.

Busca-se, desse modo, o caminho mais cômodo: abster-se das problemáticas daquilo que "causa desordem" e para o que o profissional supõe não ter meios para acolher. No entanto, elimina-se a produção de um cuidado solidário que possibilite reinventar maneiras de ser, detectando as potências do sujeito, da relação (GARCIA, 1998). Dessa forma, estar atento ao aspecto inquietante de nossas certezas de pensamento, assim como dos valores que com elas viajam, obriga-nos a reter do cotidiano mais que o superficial – considerando, portanto, o indivíduo em sua globalidade, em seu contexto; admitindo que, além da razão, os sentimentos e os afetos o regem (MAFFESOLI, 2003).

As nossas escolhas profissionais, porém, não são neutras. No cotidiano de trabalho, os profissionais são concomitantemente produtos e produtores do sistema de relações do qual fazem parte, sendo inevitavelmente chamados a escolhas que podem remetê-los a modos de sensibilidade, de relação com o outro ou a um "jogo de reprodução de modelos", atuando em práticas esvaziadas de sentido, vinculadas a um padrão burocratizado do saber e da ação (GUATTARI; ROLNIK, 2000; CAMPOS, 1997).

A condição humana das experiências do existir, desejar, escolher, responsabilizar-se pelas escolhas e, principalmente, assumir a alteridade – ver o outro como outro, e não como um estranho – é geradora de dores e tristezas. A dor de existir, os entristecimentos cotidianos dos trabalhadores de saúde pela ambivalência dos excessos e das faltas, as buscas de uma intensidade de alegrias e tristezas, analgesias e dores que compõem as subjetividades humanas (MACHADO, 2008).

Caçapava, coautora deste capítulo, em sua dissertação de mestrado pela Escola de Enfermagem da Universidade de São Paulo (EEUSP), em 2008, pesquisou a produção de cuidado em saúde mental de uma Unidade Básica de Saúde tomando o acolhimento dos usuários com necessidades no campo da saúde mental como um analisador dos processos de trabalho de uma equipe multidisciplinar.

Tal estudo mostra que, na Atenção Básica, no cuidado do usuário portador de transtorno mental, profissionais que não possuem formação no campo "psi" (por exemplo, enfermeiros e médicos de clínica geral) se sentem impotentes e por vezes "paralisados" ao se deparar com situações que não se solucionam com as intervenções que predominantemente lhes foram ensinadas durante sua trajetória acadêmica: a injeção para as queixas, o soro, o tubo, o abrir, o operar; daí terem afirmado sentir um "baque" ao lidar com uma queixa para a qual o usuário refere não ter nada que quantifique, precise, resolva. Assim se revela a dificuldade dos profissionais em enxergarem o usuário como alguém que não traz consigo apenas formas corporais de sofrer, mas necessidades de ser escutado, vinculado, inserido em redes comunicativas com os outros (MERHY, 2007).

Para Rolnik (1995), ao nos esquivarmos do que gera mal-estar, poupamo-nos de enfrentar suas exigências, mas desvigoramos o processo de construção experimental da existência, por meio do qual justamente se produz a força subversiva de sustentação da emergência do novo – que produz cartografias e dá corpo às diferenças. Cartografia,[2] segundo essa autora, define-se como um "desenho" que acompanha o "desmanchamento" de certos mundos e se faz simultaneamente a ele e à formação de outros mundos (e sentidos), mergulhando na geografia dos afetos e ao mesmo tempo inventando pontes de linguagem para fazer sua travessia (ROLNIK, 1995).

Dessa forma, o trabalhador opera negando as subjetividades: *de si mesmo*, se não investe nesse incômodo a fim de superá-lo, revendo seu percurso e buscando uma análise de sua leitura de mundo e de suas práticas no contexto em que está inserido, entregando-se aos comandos de um corpo tecnicista e aflito; *do usuário*, ao deixá-lo também solitário no vazio em que habitam gestos, sentidos, traços ou falas, imperceptíveis sem um movimento de paciência e de contemplação, sem a coragem para rachar as palavras e deixar passar as potências que possam dali provir (SLEGMANN; FONSECA, 2007).

Na saúde mental, podemos exemplificar a "reprodução de modelos" nos processos de trabalho em saúde fazendo uma digressão ao universo cinematográfico recorrendo à história real do filme *Estamira*, de 2004. A personagem-título é uma mulher de 63 anos, portadora de transtorno mental, que cria o adjetivo "copiador" para nominar os profissionais do serviço de atenção à saúde mental em que faz tratamento (por meio de consultas individuais periódicas).

[2] A discussão sobre a temática da cartografia encontra-se neste livro no Capítulo 4, "Cotidiano de cuidados em saúde mental na Atenção Básica à Saúde".

Com base no fragmento de uma resenha de Amarante e Lancetti (2004) sobre o filme, apresentada a seguir, podemos construir uma interlocução com o termo "atos esvaziados de sentido", de Campos (1997). Segundo o autor, na saúde, faz-se necessário tornar a reinvenção uma possibilidade cotidiana, pois essas seriam maneiras de implicar os trabalhadores com os serviços de saúde e com os usuários a fim de que eles produzissem atos que desburocratizassem seu saber e sua prática, refletindo sobre as escolhas profissionais, que não são neutras:

> Diz Estamira, olhando de frente para todos nós, os que defendemos a Reforma Psiquiátrica e os que a combatem: "Vocês são copiadores, e também dopantes." Daí o recado enunciado para todos nós do mundo "psi". É certo que muitas pessoas precisam de atendimento, mas de que atendimento nós estamos falando? Lembremos que muitas das pessoas com sofrimento mental grave são atendidas por pais de santos, pastores ou sacerdotes, talvez mais dos que nós atendemos e muitas vezes com maior êxito (AMARANTE; LANCETTI, 2004).

Nesse contexto, faz-se mister nos perguntarmos se não estamos escolhendo como objeto do cuidado a doença mental, caso no qual a intervenção se dirige à normatização do usuário em torno da perspectiva de "cura" ou de "estabilização". Desse modo, o que se desvia da norma se torna "estável", "perigoso", "suicida", "drogado", e como profissionais vamos, de um único e egoístico ponto de vista, consolidando verdades absolutas a respeito das quais só sabemos que nada sabemos.

Esse modo de agir configura-se como verdadeira interdição dos sujeitos até em seu pensamento; o outro é tomado como "estrangeiro", um incômodo que ele não suporta existir nem como um imaginador; movimento que interdita não apenas a singularidade do sofrimento e dos desejos do usuário mas também o próprio profissional, que se desvia do que dá sentido ao trabalho em saúde: o sujeito a ser cuidado e seu mundo de necessidades e possibilidades (MERHY, 2007).

No entanto, na doença, no sofrimento mental, há uma construção de subjetividade diversa que exige dos trabalhadores de saúde um percurso que não exclua aquilo que se faz estranho ou angustiante por não ser previamente mapeado. O que se propõe é outra lógica: doença e sofrimento sendo repensados como fatos culturais e como caminhos; o delírio, por exemplo, pode ser necessário como processo; torna-se necessário aprender com a doença e com o sofrimento (ARAGON, 2003; PALMA, 2009).

É fato que pessoas com transtorno mental apresentam redes sociais empobrecidas e poucas relações significativas, já que a eclosão do transtorno mental e as rupturas que decorrem dos processos de institucionalização contribuem para a dinâmica de redução do número e da qualidade dos contatos, configurando, portanto, uma situação de vulnerabilidade relacional (MURAMOTO, 2008). Nesse caso, como trabalhadores de saúde, a tensão entre o ser e o tempo, que condiciona nossa relação com o mundo e nossa relação com os outros, precisa ser redimensionada (PALMA, 2009), o que implica pensarmos a criação de novos espaços-tempos, oferecidas pelo intempestivo, pelas linhas de fuga ativas, e que podem ocorrer, por exemplo, em um grupo psicoterápico ou expressivo, em uma passeata, em um laboratório científico, na percepção alterada de um viciado em drogas, em um surto, em um filme, em uma brisa, em uma paixão, na página em branco que enfrenta um poeta insone... (PELBART, 1993).

Pelbart também assinala que o trabalho em saúde mental só se consegue fazer quando se está devidamente acompanhado por uma equipe audaciosa, que assume o risco de alçar voos inusitados (PELBART, 1993). Caberia então, aos trabalhadores, a missão de buscar, no plano coletivo, novas formas de cuidado, engravidando seus atos com novos sentidos e significações.

Segundo Machado,

> cuidar do sujeito com sofrimento psíquico pode ser a privação do sorriso no caminho de passagem, ou a presença nesse caminho com outras modalidades-tonalidades de silêncio, riso, amparo, criação e resistência, permitindo um vibrar em outra harmonia (2008, p. 80).

Em sinergia com esses pressupostos, propomos, nas páginas que seguem, discussões sobre a produção do cuidado em equipe de trabalhadores pensando nas experimentações de arranjos coletivos que possam construir e sustentar uma rede de trabalho afetivo no cotidiano dos serviços de saúde, reinventando práticas, ousando criar, buscando sentidos e significados rumo à construção de um saber e de um fazer comprometidos com a vida, desafiando-nos a romper e a superar o "manicômio mental" (PELBART, 1993) do qual talvez ainda haja ranço em nós.

Trabalho em equipe e integralidade do cuidado: inquietações que geram mais inquietações

O processo de reconstrução das práticas de saúde no Brasil tem sido pautado por uma polissemia de expressões, a integralidade, sobretudo. Escolhemos o que diz Mattos, pela delimitação terminológica competente acerca da integralidade, definindo-a pela

> (...) apreensão ampliada das necessidades e a habilidade de reconhecer a adequação da oferta ao contexto específico da situação no qual se dá o encontro do sujeito com a equipe de saúde; e defender a integralidade nas práticas é defender que a oferta de ações de saúde deva estar sintonizada com o contexto específico de cada encontro (MATTOS, 2004, p. 1414).

Podemos perceber, então, que ações baseadas na integralidade do cuidado vão dar ênfase ao modo como se produzem as condições de existência do sujeito a fim de que o profissional possa apreender suas necessidades – muitas vezes não explicitadas e sequer elaboradas – e refletir, dentro das potencialidades e dos limites do usuário e de sua família, do serviço de saúde e da rede social de um dado território, como um projeto terapêutico pode ser construído e viabilizado. Além disso, pensar como as sutilezas de cada encontro, com sua banalidade aparentemente esvaziada de sentidos, podem aproximar trabalhador e usuário, fortalecendo vínculos e propiciando *insights* singulares por entre os interstícios da conversação e dos gestos. Nesse sentido, a valorização do ouvir floresce como uma estratégia essencial para o cuidado.

No entendimento de Pelbart (1993), um dos pontos mais fascinantes no trabalho com psicóticos é multiplicar as formas de conexão, de linguagem, de abordagem e de entendimento, pluridimensionando o campo e recusando qualquer homogeneização (às vezes sutil) que fazemos quando nos subordinamos a um modelo único.

Sendo assim, pensar em integralidade é não reduzir o corpo a um sistema biológico ou órgão que supostamente produz o sintoma; é permitir que o serviço de saúde possa empenhar-se em oferecer ao usuário pistas para que ele possa também conceber em si a integralidade, buscando em sua própria forma de viver as conexões entre a dor e o sofrimento, fortalecendo-se e construindo a própria cartografia, produzindo novos modos de subjetivação e de inserção na realidade.

Por outro lado, um só serviço de saúde ou um só profissional não conseguem cuidar das subjetividades, de uma perspectiva integral, solitários em seus muros e consultórios, ainda que imbuídos de um olhar solidário. Cecílio (2001) afirma que a integralidade do cuidado precisa ser trabalhada em dimensões distintas para ser alcançada da forma mais completa possível e, assim, demarca as noções de "integralidade ampliada" e "integralidade focalizada".

A integralidade ampliada diz respeito à articulação de cada serviço de saúde com uma rede mais complexa, composta de outros serviços de saúde e de outras instituições não necessariamente do setor de Saúde; ou seja, a integralidade compreendida no "macro", pensada em rede em virtude da compreensão de que ela nunca se dá em um único lugar, justamente porque as várias tecnologias em saúde para melhorar e prolongar a vida estão distribuídas em uma ampla gama de serviços – tarefa para ações intersetoriais (CECÍLIO, 2001).

Já a integralidade focalizada é definida por Cecílio (2001, p. 115) como o "fruto do esforço e da confluência dos vários saberes de uma equipe multiprofissional no espaço concreto e singular dos serviços de saúde". Nessa rede de relações conformada entre os trabalhadores de saúde em um dado serviço, constrói-se a prática em saúde ao mesmo tempo que esses trabalhadores são construídos por tais práticas e relações (FORTUNA, 1999).

Backes, Lunardi Filho e Lunardi (2005) evidenciam que o trabalhador de saúde, ao refletir sobre as condições e as relações de trabalho e seu modo de agir, pode se inserir de maneira crítica e consciente na realidade. À medida que reconhece a presença do outro, reconhece sua própria presença, que pensa a si mesma, sabe-se presença, intervém, transforma, fala do que faz e do que sonha, constata, compara, avalia, valora, decide, rompe (FREIRE, 1996).

Podemos comparar o trabalho em saúde a uma "orquestra" com diferentes trabalhadores. Justamente pelos trabalhadores agirem em conjunto, "em concerto", que as diferentes sonoridades dos instrumentos dos músicos (especificidades de cada profissão) trazem como resposta ao público a "beleza" da obra executada (a integralidade do cuidado das pessoas):

> A orquestração do trabalho em equipe ocorre a partir do estabelecimento de relações entre sujeitos, em que o usuário, incluído nesse processo, passa a ser o protagonista, em torno do qual os profissionais agirão em concerto para produção de sua saúde (GUIZARDI; GOMES; PINHEIRO, 2005, p. 114).

A produção de um debate coletivo, ao problematizar situações no conjunto dos trabalhadores, tem o potencial de transformá-las, saindo dos ruídos e incômodos para levá-las ao lugar do enfrentamento, empregando ações pactuadas na construção do cotidiano. A expressão dos conflitos vivenciados pelos trabalhadores é também um forte analisador das relações, porque expressa as subjetividades que operam na realidade e afeta os membros da equipe, produzindo linhas de fuga (FRANCO; MERHY, 2009).

Ademais, os trabalhadores percebem como necessária a presença de um espaço em que possam aliviar a tensão falando, conversando, diante do "peso" das situações com que se deparam em seus atos de cuidado e fazendo-nos experimentar a todo tempo situações de polaridade (CAÇAPAVA, 2008).

Em estudo sobre o trabalho de equipe em atenção primária em face das demandas e necessidades relacionadas ao sofrimento mental,[3] Palma (2009), após discussão com os trabalhadores sobre seus limites e limitadores de sua prática, apreende que os profissionais veem como potencialidades do cotidiano o desenvolvimento do trabalho conjunto entre as equipes de Saúde da Família e as equipes ampliadas (Saúde Bucal, Saúde Mental e de Reabilitação) e, principalmente, a divisão de responsabilidades – corresponsabilidade – entre os integrantes das equipes.

Para os trabalhadores, os diálogos, as discussões, a troca de experiências e as relações entre os membros que compõem as equipes geram melhor acolhimento dos usuários, reconhecimento real de demandas e das necessidades da comunidade-alvo da atuação, do cuidado (PALMA, 2009).

O estudo de Caçapava (2008) observou que os trabalhadores que dele participaram elegeram a comunicação como o aspecto mais importante para realizar o trabalho em equipe, incluindo-se aí como componente fundamental a escuta entre os profissionais, com todas as formas de ouvir – o que gera na equipe confiança e coesão.

É interessante constatar também a percepção dos trabalhadores sobre a potência dos intercâmbios entre as diferentes categorias profissionais, quando diferentes olhares se cruzam e se abrem para a possibilidade de encarar o novo, a impotência, a dúvida, respeitando o momento do outro, a necessidade do outro, os valores do outro, contando com a solidariedade dos colegas nos momentos em que são "pegos" pela identificação com a situação de um usuário e ficam submersos pela angústia (CAÇAPAVA, 2008).

---

[3] Trabalho comentado neste livro no Capítulo 4, "Cotidiano de cuidados em saúde mental na Atenção Básica à Saúde".

Ou seja, os trabalhadores de saúde operam fortes conexões quando, em seu processo de trabalho, abrem espaços de diálogo e de escuta entre si. Então, a ação de alguns complementa a ação de outros e vice-versa, construindo um rico e dinâmico cruzamento de saberes e fazeres, de tecnologias e subjetividades, com base no qual os atos de saúde se tornam produtivos (FRANCO, 2006).

Além disso, a comunicação é percebida pelos trabalhadores como um agente facilitador do trabalho em equipe por flexibilizar os espaços de conversação, não os restringindo somente aos encontros formais de discussão. Dessa forma, por exemplo, uma "conversa de corredor" entre os componentes da equipe pode evitar uma consulta individual desnecessária, direcionando o usuário a outro fluxo de cuidado no serviço, possibilitando assim que outros arranjos sejam conformados, incrementando suas redes de conversa (CAÇAPAVA, 2008).

De modo inverso, os profissionais referem a fragilidade no *constituir* o trabalho em equipe, que determina (e é também determinada por) ruídos de comunicação: ecos no olhar e nos gestos, dificuldade de tradução de "línguas" distintas, negação da discussão de casos. Segundo esse estudo, alguns profissionais simplesmente se irritam com a possibilidade do trabalho compartilhado, referindo falta de competência ou de habilidade para trabalhar em grupo (CAÇAPAVA, 2008).

Assim, fica para nós mais um desassossego: o que fazer como equipe para lidar com os dissabores do percurso, com as linhas que se embaraçam na costura, com o cuidado por um fio? Ainda que tudo pareça em harmonia, como não nos fecharmos em concretudes resolutivas e potências, buscando uma reinvenção em nosso modo de cuidar uns dos outros e acolher também aqueles profissionais que resistem ao novo, de forma que eles também possam ser seduzidos pela ideia de se surpreender, de ousar produzir novos coletivos para fora de si mesmos, gerando novas possibilidades anti-hegemônicas de cuidado?

Não se trata aqui de responder a essas perguntas, porque as respostas não existem. O que vimos buscando, entre nossos próprios voos e quedas, são pistas que suscitaram alguns novos começos em nossa prática profissional e de estudos – todos eles também nos trazendo, em relação ao cuidar do outro, a impotência para resolver problemas, para viver no lugar de.

É necessário que nós, trabalhadores de saúde que compomos equipes de trabalho, não deixemos de nos inquietar diante de nossas angústias, não cansemos de fazer perguntas; que acreditemos que a construção nunca cessa e que as respostas envolvem multiplicidade e soluções, cumplicidade;

que busquemos na criação o prazer, na poesia dos encontros o alimento, no compartilhar o alívio, na dor a reflexão, no caminhar incessante as perguntas, na certeza a incerteza, no outro nosso reflexo.

De acordo com Pelbart,

> necessitamos de muito espírito aventureiro para ir forjando asas, tanto no interior de uma instituição como fora dela, que nos permitam – a nós e a nossos pacientes – escapar a essa violência binária, que consiste em ter que optar sempre, seja por um precipício abissal, seja pelo suave paraíso asséptico de uma estranha saúde, saúde sem desejo de asas nem um devir-anjo (1993, p. 27).

Trabalho em equipe e saúde mental na contemporaneidade

O campo da saúde mental está passando por um período de transição representado pelas políticas públicas e pela discussão em torno do processo saúde-doença mental, o que desencadeou questionamentos em torno do processo de trabalho em seu cotidiano.

Segundo Merhy, "mexer em processo de trabalho é mexer com cabeças e interesses" (1997, p. 91). Nesse sentido, não basta haver apenas leis, é necessário transformar a relação dos trabalhadores de saúde mental com seu objeto de trabalho: as pessoas em sofrimento mental. Isso envolve uma transformação no modo como historicamente a doença mental foi e é vista. Para Rotelli (2001, p. 89), "a separação de um objeto fictício – a doença – da existência global complexa e concreta do paciente e do corpo da sociedade levou a que se constituíssem conjuntos institucionais todos referidos à doença".

No contexto de uma "instituição inventada", Rotelli defende que se desmonte esse conjunto, negando essas instituições, para que possa ser retomado o contato com a existência como "existência-sofrimento" das pessoas em sua relação com esse corpo social, em uma verdadeira "reconstrução da complexidade do objeto que essas instituições simplificaram". Que se priorize a pessoa, e não mais a doença; portanto, o trabalhador de saúde mental não estaria lidando com o conceito de doença como entidade abstrata que se apossa de "sujeitos-objeto" em busca de cura, mas sim com sujeitos concretos que vivenciam experiências singulares de sofrimento em busca de produção de vida.

Ao assumir tal desafio, os serviços de saúde e seus trabalhadores passam a integrar, então, a rede social das comunidades em que se inserem. Comprometem-se com a atenção à saúde nesse espaço, incorporando em sua prática o saber, a experiência e a cultura das pessoas que o constituem. A atitude terapêutica focaliza-se não na tutela, mas no contrato, no cuidado e no acolhimento da pessoa concreta que, em seu sofrimento, necessita ser cuidada, mas sem que, para isso, seja destituída de sua autonomia.

O trabalho em equipe é central na concepção dos novos serviços de saúde mental, em especial nos Centros de Atenção Psicossocial (Caps), uma vez que, nesses serviços, a marca do trabalho é fundamentalmente coletiva, considerando a convivência tanto entre pares quanto entre técnicos e usuários, incluindo pacientes, familiares e outros agentes (FIGUEIREDO, 2005).

Para Figueiredo, a responsabilidade do ato de cuidado de cada um é também partilhável e deve ser retomada em determinado momento do trabalho coletivo, pois, do contrário, pode suceder-se um emaranhado de acusações a cada dificuldade, a cada obstáculo, retornando-se, assim, a um confronto anterior.

Experienciando o cotidiano do trabalho no Caps, destacamos a tese de Gonçales, coautora deste capítulo. Defendido em 2009, tal estudo descreve e analisa o cotidiano de cuidados da pessoa com depressão na pós-modernidade com base no trabalho em equipe naquele serviço. São discutidos os atos cuja importância os trabalhadores não percebem e que, para o usuário, podem fazer a diferença. O estudo, portanto, trata das noções de cuidado, subjetividade, singularidade e necessidades, além das questões institucionais e políticas.

Gonçales (2009) acompanhou uma pessoa com depressão e, nesse contexto, o trabalho da equipe de saúde durante o cuidado direto da usuária, além dos momentos de conversa com a equipe sobre a usuária: um processo de trabalho dentro e fora, observando como era produzido o cuidado no cotidiano, nas entrelinhas.

O método cartográfico contemplado na pesquisa foi o fluxograma analisador, definido por Franco (2003) como um diagrama utilizado para "desenhar" todas as etapas do processo de trabalho com base na trajetória do usuário no serviço, a saber: a entrada ou a saída do processo de produção de serviços, os momentos de decisão para a continuidade do trabalho e o momento de intervenção, ação sobre o processo. Assim, pôde-se acompanhar de forma cuidadosa a equipe de saúde no decorrer de um semestre, o que forneceu resultados abrangentes, evitando interpretações rápidas e consequentes rotulações.

Sobre a usuária enfocada, a pesquisadora assinala que era recebida pelos trabalhadores com um sorriso no rosto, um olhar atento e uma postura de receptividade, sentindo-se acolhida e respeitada. Recebeu limites, foi cobrada, exigida e questionada com a intenção de que alterasse o quadro de passividade em que se encontrava e descobrisse outras posturas no mundo.

Foi um trabalho em equipe: enquanto um ouvia com tranquilidade, outro questionava com firmeza, mas mantendo a mesma linguagem, sem contradições. Os trabalhadores apresentavam entre si uma comunicação aberta: um mantinha o que o outro havia falado, mesmo que não concordasse. Caso isso acontecesse, seria assunto a ser tratado em reunião, longe dos usuários, para que o cuidado não fosse afetado (GONÇALES, 2009).

Gonçales (2009) relata que os trabalhadores não tiveram resultados positivos no início do cuidado. Precisaram mudar o projeto terapêutico e ir fazendo adequações conforme a resposta. Entretanto, não desistiram; apostaram que a usuária poderia melhorar e outras tentativas surgiram. Trabalharam arduamente, com flexibilidade. Conheceram sua personalidade, história de vida, família, hábitos familiares, sonhos, vontades, desejos e dificuldades. Emprestaram seu poder contratual trabalhando na busca de sua autonomia e cidadania.

Nessa direção, Kinoshita (1996) nos aponta que a contratualidade do usuário primeiramente vai estar determinada pela relação estabelecida pelos próprios profissionais que cuidam dele, se estes podem usar de seu poder para aumentar o poder do usuário ou não. Depois, pela capacidade de elaborar projetos, isto é, ações práticas que modifiquem as condições concretas de vida de modo que a subjetividade do usuário possa enriquecer-se, assim como para que as abordagens terapêuticas específicas possam contextualizar-se.

A presença da pesquisadora como observadora no campo gerou movimento na equipe ao dar mais atenção ao trabalho que estavam realizando; além disso, fez com que ficassem mais atentas às minúcias do cotidiano de cuidados e deflagrou, no coletivo, um processo de autoanálise e autogestão.

Apreende-se que o cotidiano de cuidados prestados pela equipe de saúde mental desse Caps esteve direcionado às necessidades e singularidades da usuária em foco. O projeto terapêutico singularizado foi construído aos poucos, adequando-se à história de vida, ao contexto familiar, às potencialidades, dificuldades e limitações. Não ficou capturado por questões instituídas.

Um aspecto fundamental da clínica ampliada, além da busca de autonomia para os usuários, é a capacidade de equilibrar o combate à doença com a produção de vida. Observa-se que a equipe de saúde "apostou" na usuária, e esta passou a construir um projeto de vida. Os trabalhadores não ficaram aprisionados na ideia de doença, focados na depressão, mas sim na usuária como sujeito.

Estar em busca de conhecer as demandas, as necessidades, a singularidade, os projetos de vida do sujeito é um trabalho cuidadoso, incessante; nem todos os profissionais da equipe do serviço estudado conseguem agir dessa maneira. A singularização do atendimento só é possível mediante um esforço particular de cada profissional em face de cada caso específico (CAMPOS; AMARAL, 2007).

Ao percorrer essa viagem, Gonçales (2009) percebe que os trabalhadores fizeram algumas tentativas em busca de conseguir algum retorno da usuária. No início, tiveram muitas dificuldades, pois a pessoa não se vinculou rapidamente. Os conhecimentos teóricos foram usados, mas a intuição foi fator presente em diferentes momentos. Foram tentativas com acertos e erros, sem desistência, com firmeza na busca do cuidado.

O cuidado em saúde mental é permeado por reflexão, interpretação e análise, que é subsidiada pelas experiências profissional e humana. Possui característica peculiar, pois, ao se cuidar do ser humano, não é possível generalizar condutas, mas sim adaptá-las às mais diversas situações a fim de oferecer um cuidado singular.

O trabalho é incessante e a atenção, constante. É necessário inventar maneiras de incluir os usuários com toda a sua "bagagem" de seres humanos diferentes que são:

> Nós não queremos cidades sem diferentes (...) senão que queremos fazer a reabilitação psicossocial de maneira tal que haja cidades onde os diferentes possam estar. Ou seja, não cremos em cidades sem diferentes, mas nos diferentes na cidade. Então, a reabilitação é essencialmente um projeto que se refere à transformação da cidade, não à transformação dos pacientes. Não são os pacientes que têm que mudar, é a cidade que tem que mudar (SARACENO, 1998, p. 11).

O Caps pode ser considerado um equipamento de saúde mental pós-moderno por unir tecnologias arcaicas e recentes, podendo isso e aquilo, e por vezes demonstrando não estar capturado na questão das especialidades, do trabalho cindido, fracionado.

Assim sendo, a pós-modernidade, com seus referenciais, possibilita um trabalho criativo, instituinte, transformador, instigante, não repetitivo, não enquadrado, que provoca diferenciações e que possibilita que os diferentes e as diferenças apareçam. Permite espaço para que as subjetividades sejam produzidas pelos sujeitos a um novo campo da saúde mental com referenciais da Reabilitação Psicossocial, da clínica ampliada, a um processo de trabalho com o uso das recentes/arcaicas tecnologias: acolhimento, vínculo, intuição, respeito, bondade, atenção, carinho, concomitantemente com psicofármacos, exame psicopatológico, psicoterapias, grupos, oficinas.

Gonçales (2009) destaca união e alegria entre os trabalhadores estudados como forma de proteção, pois não houve pessoas com licença médica prolongada por doença nem absenteísmo durante os meses em que permaneceu como pesquisadora no Caps.

O estudo nos chama a atenção para a importância de se notar a questão da diferença, porque cada trabalhador tem a oferecer algo que é próprio dele, o qual pode ser trabalhado. Entretanto, quando é posto preso a papéis, rótulos e às questões instituídas, o trabalho se transforma em algo rígido, engessado, centrado na instituição. Esse trabalho, provavelmente, não será útil para os usuários, já que são diferentes entre si.

A pós-modernidade, com suas várias tribos, pode ocasionar a captura pelas especialidades, pelo desaparecimento do sujeito que fica diluído dentro do grupo, submetido a um rótulo de igualdade superficial e às produções de subjetividade em massa.

> Se se quer transformar a realidade – e a realidade de que dispomos é esta e somente esta –, está sempre presente o problema da contemporânea transformação de nós mesmos, e o discurso vale obviamente para todos. No entanto, a transformação do homem é a mais difícil, impregnados, como somos, de uma cultura que nos conduz a fechar todas as contradições, incluindo as nossas (BASAGLIA, 1981 apud NICÁCIO, 2003, p. 132).

Em um equipamento de saúde mental como o Caps, espera-se que o trabalhador se sinta livre para atuar independentemente de sua categoria profissional, pois é um trabalho instituinte, vivo em ato e usuário-centrado. É um trabalho que exige do trabalhador algumas características pessoais que podem ser buscadas individualmente, caso não as possua, como: vontade, iniciativa, disposição, persistência, otimismo e flexibilidade. Um trabalho que solicita do trabalhador atenção para pôr o usuário como protagonista do cuidado, que respeite, que permita ouvir atentamente e perceber o desejo do outro, suas demandas e necessidades.

Pode acontecer que o usuário não saiba ou não consiga verbalizar suas demandas e necessidades, e é o trabalhador quem vai procurar, "remexer" e tentar encontrar com o usuário o projeto de vida dele.

A usuária estudada por Gonçales (2009) verbalizou algumas necessidades, e os trabalhadores perceberam que havia ambiguidade, dúvida, talvez uma necessidade produzida pela mídia ou por sua família, mas não genuinamente. Precisaram usar todas as técnicas de que dispunham, assim como a intuição, para conseguir um gancho para que o vínculo se estabelecesse. Pelo vínculo puderam saber quem era ela, seus costumes familiares, seus hábitos, seus desejos, suas desilusões e até as maneiras que utilizava para se proteger do contato com o outro.

Enfim, nota-se que, ao "emprestar" seu poder contratual, os trabalhadores produziram outra vibração, permitiram que a usuária produzisse seus próprios desejos e sua subjetividade, e possibilitaram a construção de um novo caminhar pela vida.

Trabalhar em uma época pós-moderna, em crise, com a transformação de paradigmas no campo da Saúde Mental e a transição tecnológica, é um exercício constante. A produção de subjetividades, de instituintes, de autonomia e cidadania e a construção de espaços de troca só existem em uma relação em que estejam presentes os usuários e os trabalhadores. É no cotidiano de cuidados que se pratica a socialidade subterrânea, potência criadora de resistências em busca de produção de vida. "Dizer sim à vida, apesar de tudo" (MAFFESOLI, 2001, p. 13).

Assim, parafraseando Pelbart (1993, p. 26), embora o trabalho diário e a "mão na massa" sejam sempre mais maçantes do que as belas palavras, "(...) não se deve, sob hipótese alguma, abdicar das belas palavras, assim como não se deve abdicar das belas histórias nem dos belos gestos, muito menos das belas intervenções".

CONSIDERAÇÕES FINAIS

Com base nos estudos apresentados, pode-se dizer que, ao mergulhar em um fazer coletivo solidário e aberto às novas experiências, o trabalhador de saúde abre-se para as potências do território do cuidado, redimensionando-o como um lugar de reflexão crítica, autoconhecimento e ressignificação de suas práticas, tecendo redes cada vez mais acolhedoras, ampliando espaços de conversas inclusivas e afetando cada vez mais sujeitos trabalhadores na produção da integralidade do cuidado.

A interação entre a equipe como uma movimentação de afetos traz, para o processo de trabalho, o sentido de unidade, do todo, promovendo a sinergia do sensível, enriquecendo a vivência cotidiana de muitas dimensões (MAFFESOLI, 2004), entre elas o aprendizado e o autoconhecimento. Isso "transborda" também na relação com o usuário, "que só tem a ganhar" como objeto de um cuidado tecido por muitas mãos que verdadeiramente se tocam.

REFERÊNCIAS BIBLIOGRÁFICAS

AMARANTE, P. D. C.; LANCETTI, A. Espertos ao contrário: Estamira e a resistência às capturas, 2004. Disponível em: http://www.estamira.com.br. Acesso em: 21 ago. 2007.

ARAGON, L. E. P. A espessura do encontro. ***Interface – Comun., Saúde, Educ.***, v. 7, n. 12, p. 11-22, 2003.

BACKES, D. S.; LUNARDI FILHO, W. D.; LUNARDI, V. L. A construção de um processo interdisciplinar de humanização à luz de Paulo Freire. ***Texto & Contexto Enfermagem***, v. 14, n. 3, p. 190-205, 2005.

BASAGLIA, F.; BASAGLIA, F. O. Los crímenes de la paz. In: BASAGLIA, F.; F. O. BASAGLIA. (orgs.). ***Los crímenes de la paz***: investigación sobre los intelectuales y los técnicos como servidores de la opresión. México: Siglo XXI, 1981. p. 13-102.

BESSET, V. L. Quem tem medo da angústia? ***R. Latinoam. Psicopat. Fund.***, v. 4, n. 1, p. 11-18, 2001.

CAÇAPAVA, J. R. ***A produção do cuidado em saúde mental na Atenção Básica à Saúde***: um olhar dos trabalhadores sobre o acolhimento. São Paulo, 2008. Dissertação (mestrado) – Escola de Enfermagem, Universidade de São Paulo (USP).

CAMPOS, G. W. S. Subjetividade e administração de pessoal: considerações sobre modos de gerenciar o trabalho em equipes de saúde. In: ONOKO, R. (org.). ***Agir em saúde***. São Paulo: Hucitec, 1997. p. 229-266.

CAMPOS, G. W. S.; AMARAL, M. A. A clínica ampliada e compartilhada, a gestão democrática e redes de atenção como referenciais teórico-operacionais para a reforma do hospital. ***R. Ciência e Saúde Coletiva***, v. 12, n. 4, p. 849-859, 2007.

CAPRA, F. ***O ponto de mutação***. São Paulo: Cultrix, 1982.

CECÍLIO, L. C. O. As necessidades de saúde como conceito estruturante na luta pela integralidade e equidade na atenção em saúde. In: MATTOS, R. A.; PINHEIRO, R. (orgs.). ***Os sentidos da integralidade na atenção e no cuidado à saúde***. Rio de Janeiro: Cepesc-IMS/Uerj-Abrasco, 2001. p. 113-150.

FIGUEIREDO, A. C. Uma proposta da psicanálise para o trabalho em equipe na atenção psicossocial. ***Mental***, v. 3, n. 5, p. 44-55, 2005.

FORTUNA, C. M. ***O trabalho de equipe numa unidade básica de saúde***: produzindo e reproduzindo-se em subjetividades: em busca do desejo, do devir e de singularidades. Ribeirão Preto, 1999. Tese (doutorado) – Escola de Enfermagem de Ribeirão Preto, Universidade de São Paulo (USP).

FRANCO, T. B. Fluxograma descritor e projetos terapêuticos para análise de serviços de saúde, em apoio ao planejamento: o caso de Luz (MG). In: MERHY, E. E. *et al*. ***O trabalho em saúde***: olhando e experienciando o SUS no cotidiano. São Paulo: Hucitec, 2003. p. 161-198.

______. As redes na micropolítica do processo de trabalho em saúde. In: PINHEIRO, R.; MATTOS, R. A. (orgs.). ***Gestão em redes***: práticas de avaliação, formação e participação na saúde. Rio de Janeiro: Cepesc-IMS/Uerj-Abrasco, 2006. p. 459-474.

FRANCO, T. B.; MERHY, E. E. Mapas analíticos: um olhar sobre a organização e seus processos de trabalho. ***Salud Coletiva***, v. 5, n. 2, p. 181-194, 2009.

FREIRE, P. ***Pedagogia da autonomia***: saberes necessários à prática educativa. São Paulo: Paz e Terra, 1996.

______. ***Pedagogia do oprimido***. São Paulo: Paz e Terra, 2005.

FUKS, B. B. Notas sobre o conceito de angústia. ***Estudos de Pesquisa em Psicologia***, v. 1, n. 1, 2001, p. 9-24.

GARCIA, R. A propósito do outro: a loucura. In: LARROSA, J.; LARA, N. P. (orgs.). ***Imagens do outro***. Petrópolis, RJ: Vozes, 1998. p. 24-46.

GONÇALES, C. A. V. ***Cotidiano de cuidados à pessoa com depressão na pós-modernidade***: uma cartografia. São Paulo, 2009. Tese (doutorado) – Escola de Enfermagem, Universidade de São Paulo (USP).

GUATTARI, F.; ROLNIK, S. ***Micropolítica***: cartografias do desejo. Petrópolis, RJ: Vozes, 2000.

GUIMARÃES ROSA, J. ***Grande sertão***: veredas. 20. ed. Rio de Janeiro: Nova Fronteira, 1986.

GUIZARDI, F. L.; GOMES, R. S.; PINHEIRO, R. A orquestração do trabalho em saúde: um debate sobre a fragmentação das equipes. In: MATTOS, R.

A.; PINHEIRO, R. (orgs.). ***Construção social da demanda***. Rio de Janeiro: IMS/Uerj-Cepesc-Abrasco, 2005. p. 105-116.

KINOSHITA, R. T. Contratualidade e reabilitação psicossocial. In: PITTA, A. (org.). ***Reabilitação psicossocial no Brasil***. São Paulo: Hucitec, 1996. p. 55-59.

LOPES, V. L. Angústia e desamparo. ***Revista Mal-Estar e Subjetividade***, v. 2, n. 2, p. 203-215, 2002.

MACHADO, A. L. Centros de Atenção Psicossocial: tempos de realidade e ilusão. In: LUIS, M. A. V. (org.). ***Os novos velhos desafios da saúde mental***. Ribeirão Preto, SP: Fierp, 2008. p. 73-82.

MAFFESOLI, M. ***A conquista do presente***. Natal: Argos, 2001.

______. ***O instante eterno***. São Paulo: Zouk, 2003.

______. ***Notas sobre a pós-modernidade***: o lugar faz o elo. Rio de Janeiro: Atlântida, 2004.

______. ***O mistério da conjunção***: ensaios sobre comunicação, corpo e socialidade. Porto Alegre: Sulina, 2005.

MATTOS, R. A. A integralidade na prática (ou sobre a prática da integralidade). ***Cad. Saúde Pública***, v. 20, n. 5, p. 1411-1416, 2004.

______. Engravidando palavras: o caso da integralidade. In: PINHEIRO, R.; MATTOS, R. A. (orgs.). ***Construção social da demanda***. Rio de Janeiro: IMS/Uerj-Cepesc-Abrasco, 2005. p. 195-206.

MERHY, E. E. Em busca do tempo perdido: a micropolítica do trabalho vivo em saúde. In: ONOKO, R. (org.). ***Agir em saúde***. São Paulo: Hucitec, 1997. p. 74-111.

______. Cuidado com o cuidado em saúde: saber explorar seus paradoxos para um agir manicomial. In: MERHY, E. E.; AMARAL, H. (orgs.). ***A Reforma Psiquiátrica no cotidiano II***. São Paulo: Hucitec, 2007. p. 25-37.

MORIN, E. ***Ciência com consciência***. Portugal: Publicações Europa--América, 1982.

MURAMOTO, M. T. ***A sustentabilidade da vida cotidiana***: um estudo das redes sociais de usuários de serviços de saúde mental no município de Santo André. São Paulo, 2008. Dissertação (mestrado) – Faculdade de Medicina, Universidade de São Paulo (USP).

NICÁCIO, M. F. S. ***Utopia da realidade***: contribuições da desinstitucionalização para a invenção de serviços de saúde mental. Campinas, 2003. Tese (doutorado) – Faculdade de Ciências Médicas, Universidade Estadual de Campinas (Unicamp).

PALMA, A. M. ***Representações de comunidade para o trabalho em saúde***: demandas e necessidades médico-sociais no cotidiano das práticas do Programa de Saúde da Família. São Paulo, 2009. Dissertação (mestrado) – Faculdade de Medicina, Universidade de São Paulo (USP).

PASSOS, E.; BENEVIDES, R. Clínica e biopolítica na experiência do contemporâneo. ***Revista de Psicologia Clínica***, v. 13, n. 1, p. 89-100, 2001.

PELBART, P. P. ***A nau do tempo-rei***. São Paulo: Imago, 1993.

ROLNIK, S. O mal-estar na diferença. ***Anuário Brasileiro de Psicanálise***, n. 3, p. 97-103, 1995.

ROTELLI, F. A instituição inventada. In: ROTELLI, F.; LEONARDIS, O.; MAURI, D. ***Desinstitucionalização***. São Paulo: Hucitec, 2001. p. 89-99.

SARACENO, B. A concepção de reabilitação psicossocial como referencial para as intervenções terapêuticas em saúde mental. ***R. Ter. Ocup. Univ. São Paulo***, v. 9, n. 1, p. 26-31, 1998.

SILVA, A. P. D. ***A contemporaneidade e a produção de múltiplas subjetividades na clínica grupal***. Campinas, 2006. Monografia – Faculdade de Ciências Médicas, Universidade Estadual de Campinas (Unicamp).

SLEGMANN, C.; FONSECA, T. M. G. Caso-pensamento como estratégia na produção de conhecimento. ***Interface – Comun., Saúde, Educ.***, v. 11, n. 21, p. 53-63, 2007.

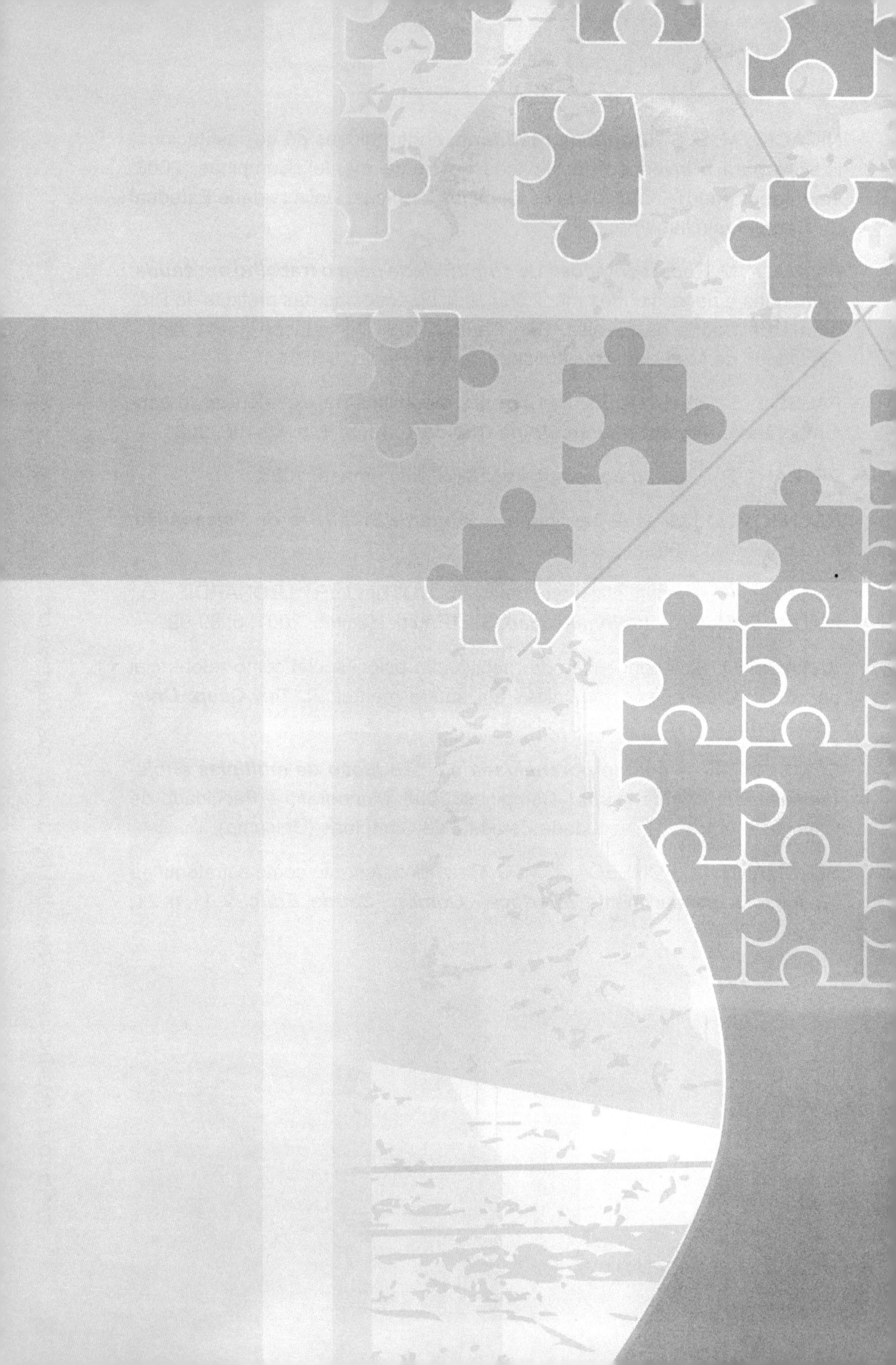

CAPÍTULO 4

COTIDIANO DE CUIDADOS EM SAÚDE MENTAL NA ATENÇÃO BÁSICA À SAÚDE

Luciana de Almeida Colvero
Wânia Regina Veiga Martines
Ariane Machado Palma do Prado
Grasiella Bueno Mancilha
Bianca Mara Maruco Lins Leal
Juliana Reale Caçapava Rodolpho

Introdução

O campo de cuidados da Atenção Básica à Saúde é território existencial de saberes, carências, tensões, desafios, angústias, entradas, compartilhamentos, ideias, sujeitos, cidades, espaços, trocas, solidariedade, insolidariedade, porosidades, encontros, desencontros, pontes, quedas, muros, sonhos, pedras, encantamento. São infinitas potências, porém atravessadas por grandes contradições, que suscitam angústias familiares, profissionais, políticas, sobretudo em sua interface com o cuidado em saúde mental, no pano de fundo de uma contemporaneidade estridente e aflita por criar possibilidades de produção e vida. Tempos de sossego e desassossego, de elaborar, negociar, propor, experimentar e rever a experiência, o cuidado das subjetividades, a subjetividade do cuidado.

Assim, convidamos o leitor a compartilhar conosco essa reflexão, pois o arranjo de forças é coletivo e sustentado pelo *trabalho afetivo*. Este é definido por Hardt (2003) como o trabalho de interações e contatos humanos, cujos aspectos essenciais são a criação e a manipulação de afetos. Não tencionamos, no entanto, fornecer receitas, pois acreditamos que elas não existem; a busca nunca cessa; é combustível, é pergunta, é esperança...

Como abertura para o capítulo, trazemos uma discussão sobre as potências da cartografia como método de pesquisa qualitativa para a investigação do cotidiano de cuidados em saúde mental. Em seguida, trazemos uma história real do cuidado em saúde mental operando nas práticas dos trabalhadores de uma Equipe de Saúde da Família.

Com isso, nosso objetivo é chamar a atenção do leitor para a produção das subjetividades – do usuário, dos trabalhadores e familiares – no contexto das ações em saúde da Atenção Básica, instrumentalizando-o para as reflexões que se sucedem ao longo do capítulo a fim de aguçar percepções sobre as práticas e ampliar nossa leitura de mundo sobre elas. A Angústia é real, o tempo atravessa todos os cotidianos e dá o tom às diferentes formas de viver a vida e o trabalho, como parte da vida, e a Contemporaneidade faz-se como pano de fundo no cenário do cuidado dos sujeitos que se formam, vivem e se apresentam diante das transformações do mundo.

Na sequência, apresentamos um panorama histórico das principais transformações no cuidado em saúde mental no Brasil a partir das conquistas dos movimentos da Reforma Sanitária e da Reforma Psiquiátrica, visando situar o leitor ante a proposta do Programa de Saúde da Família (PSF) e a importância das ações em saúde mental nesse contexto.

Caminhando mais alguns passos, discutimos algumas questões que nos inquietam a respeito do cotidiano de cuidados em saúde mental de equipes de Saúde da Família da perspectiva do campo psicossocial, considerando o sujeito na interlocução com seus desejos, suas escolhas e seu modo de conceber a vida diante da particularidade de sua história.

Mais adiante, o "lugar da família" como parceira e coconstrutora do projeto terapêutico é o foco de nossas discussões, cuja abordagem busca resgatar a importância da família no processo saúde-doença do usuário com transtorno mental da perspectiva de uma mudança de concepção, de trabalhadores de saúde e familiares, da "doença mental" e do cuidado, com vistas às trocas de experiência e à consolidação de novos laços que ajudem na construção de uma nova escrita da história de vida desses sujeitos em angústia (trabalhadores, usuários, familiares).

Na sequência, discutimos o cotidiano de cuidados em saúde mental tendo em vista a diversidade que permeia os encontros na Atenção Básica, no cenário das potências e das tensões desse lugar de práticas de saúde em que os encontros não se fecham em espaços de cuidado formais, mas sim em lugares de acontecimentos, movimentos e possibilidades;

lugar no qual o saber é tecido no coletivo, em que cada intervenção vai compondo uma "colcha de retalhos": desafio que exige a participação de muitas mãos – profissionais, familiares e usuários – na convivência e na aprendizagem com as diferenças.

Para finalizar, discutimos o papel essencial do Agente Comunitário de Saúde como facilitador e agenciador do cuidado na Atenção Básica com base na valiosa contribuição das coautoras do capítulo com suas pesquisas acerca da temática do trabalho nesse campo do cuidado, problematizando potências e impotências da produção de suas práticas cotidianas.

CARTOGRAFIAS DO COTIDIANO DE CUIDADOS EM SAÚDE MENTAL

Os estudos na temática das dimensões da subjetividade do cuidado em saúde, realizados pelos membros do grupo de pesquisa, privilegiam metodologias que favoreçam o acompanhamento de processos; daí a escolha da cartografia entre as referências metodológicas para as pesquisas qualitativas experimentadas.

Nessa perspectiva, o olhar do sujeito cuidador e pesquisador procura atentamente ampliar "o objeto" mediante a construção de metodologias que possibilitam tratar a diferença ou aquilo que não está "pré-visto" e que nos instiga a seguir os diferentes traçados das linhas de cuidado, acompanhando sua modulação e seu movimento permanente.

As cartografias realizadas pelos membros do grupo em seus estudos configuram-se, nesse contexto, como uma forma de conhecimento; pesquisar é estar em uma atitude de busca constante, o que lhe concerne estar sempre inacabada. É um jeito de estar próximo da realidade que nunca é compreendida em sua totalidade, pois se apresenta de forma mutável e sempre em movimento. Por sua vez, a cartografia é um método processual e, por assim se caracterizar, não está orientada para a formulação de regras, normas ou prescrições como estatuto de verdade. Não está, portanto, para ser aplicada, mas sim experimentada.

O rigor metodológico advogado pelo modelo hegemônico da ciência ganha então novos significados pelo pesquisador/cuidador que contempla agora as questões relativas aos movimentos da vida. Um caminho que, por acompanhar processos, fomenta uma mudança das práticas de narrar e descrever, e não dispõe, *a priori*, da totalidade do percurso metodológico (PASSOS; BARROS, 2009).

Seguindo os rumos do método cartográfico, o pesquisador/cuidador se põe em alerta para se abrir às novidades, não se restringindo a apenas descrever formalmente as ações realizadas, mas a traçar a rede de forças no território existencial ao qual está conectado, encontrando com o usuário, os familiares e as equipes, dando conta de suas modulações e de seu movimento permanente, "treinando nossa paciência e atenção aos acontecimentos" (ALVAREZ; PASSOS, 2009, p. 147).

Para os pesquisadores do grupo, os estudos realizados demonstraram a inseparabilidade da cartografia e do acontecimento; nessa perspectiva, a cartografia seria como uma rede cujas linhas vão se entrelaçando, permitindo a passagem de um elemento de informação para outro, investindo em conexões que abandonam as fronteiras disciplinares, visando à comunicação e à troca entre diferentes perspectivas.

Singularizando o cotidiano de cuidados em saúde mental na atenção básica

As próximas linhas traçam memórias da experiência de profissionais de saúde, que viram na oportunidade de participar dessa escrita caleidoscópica a chance de compartilhar seu trabalho de cuidar de um usuário com transtorno mental na seara da Atenção Básica. A omissão de alguns detalhes é estritamente relacionada à preservação da identidade desse sujeito e de sua família.

Trata-se de uma cartografia constituída de muitas asas, afetos e coragem. Porque os voos foram ousados. Muitos trabalhadores envolvidos, uma equipe de saúde empenhada, uma família que confiou em um *cuidar* vibrátil e soube vibrar com cada pequeno passo dado, com cada minúcia conquistada, nos interstícios das tentativas bem e malsucedidas, nos tempos de seca e de flores. Foram quase dois anos de acompanhamento, até que, entre outros fatores, a percepção da produção do cuidado em zona de conforto sinalizou a necessidade de movimentar o que de certo modo estava estagnado – pois os progressos produzidos pelo usuário demandavam projetos mais amplos, voos mais distantes e horizontes para novos olhares.

Seu nome poderia ser José. Tinha então 42 anos, mas não o chamávamos de "sr. José" porque ele parecia extremamente mais jovem. Era acompanhado pela equipe do PSF há cerca de dez anos, mas piorara muito havia sete anos, a ponto de não sair de casa e raramente sair do quarto. Era esquizofrênico, dizia o CID-10 (OMS, 1997); porém "dócil", relatavam as anotações. Não havia no prontuário, com muitas intervenções registradas, nenhum sinal de agressividade contra si próprio ou outrem. O quadro de depressão era muito antigo, bem anterior à consolidação do diagnóstico da psicose. A ele se somava também uma interrogação de transtorno obsessivo-compulsivo, justificada por pensamentos obsessivos com micróbios que "atacariam" sua garganta e rituais de limpeza de copos, pratos e talheres.

Morava com os pais idosos em apartamento de classe média um pouco deteriorado pelo tempo. Morava lá havia muitos anos, desde sua infância de poucos amigos. Tinha mais irmãos, que eram casados e moravam com suas famílias. Fim de semana sim ou não visitavam seus pais, mas José estava sempre no quarto. Antigamente ouvia rádio, antigamente gostava de música pop-rock, antigamente gostava de ler a revista de comportamento do jornaleco popular que o pai comprava todos os dias. "Eu gostava de ver as dicas de nutrição", dizia ele, que tinha uma "rotina conturbada", segundo o prontuário: dormia muito pouco à noite, porque era nesse período que as vozes o perseguiam, quando a casa silenciava; acordava quase duas horas da tarde, quando comia algumas poucas bolachas, que a mãe levava ao quarto, para almoçar dali um pouco.

Alimentava-se pouco, pois dizia que só podia comer uma porção de cada alimento: uma concha de feijão, uma colher de arroz, uma colher de mistura. Estava muito emagrecido, desidratado, anêmico. Calado, solitário, deprimido, atormentado pelas vozes – cujo conteúdo nunca chegou a revelar; sem medicação. Outrora já havia sido dependente de benzodiazepínicos, referia o prontuário.

Seus pais estavam "desenganados" quanto à situação de José. A mãe sustentava o cuidado com o filho provendo suas poucas demandas e se esforçando para compreender a situação. Fazia seus pratos preferidos, lavava e passava suas roupas, contava-lhe uma ou outra notícia de destaque da TV.

O pai já manifestava claramente seu desalento: aquilo não era doença, era "vagabundagem"; "quem trabalha não tem tempo para colocar besteira na cabeça", dizia. "Cabeça vazia, oficina do diabo." "Ele sempre foi pancada, perdia emprego porque era estranho."

A família havia muito anos professava certa fé religiosa com bastante fervor. Seus preceitos eram bastante rígidos e inflexíveis, a ponto de os fiéis serem banidos se alguma regra do código moral particularizado fosse desviada, e o sujeito "pego". Os "desviantes" eram proibidos de frequentar o templo, e o perdão era concedido mediante algumas regras: uma *via crucis* pela qual o cristão mostrasse seu sincero arrependimento.

Esses detalhes não nos foram contados pelos pais de José. No território, havia alguns usuários que também comungavam da mesma religião, a quem se faziam perguntas sobre seu funcionamento discretamente. Não obstante, foram realizadas pesquisas por conta própria em busca, inclusive, de artigos científicos que remetessem ao tema.

O fato é que José não frequentava mais o templo desde que começou a ouvir as vozes, há mais ou menos vinte anos. Resolveu se afastar espontaneamente por ter se decepcionado com um de seus líderes quando foi pedir conselhos. Disse que se sentiu ofendido e, ao conversarmos, trazia no discurso, até mesmo na linguagem corporal, ainda mais retraída, um sentimento de impureza, de sem lugar, de traição a tudo o que lhe fora ensinado pelos pais e pelos pares da congregação.

Sobre as tais alucinações auditivas, só revelou que elas o "xingavam" muito, deixando-o profundamente magoado e ameaçado: se ele saísse de casa seria morto, se voltasse a trabalhar seria morto, quando seus pais morressem viraria mendigo. Segundo José, as ofensas eram "fortes", e ele não poderia reproduzi-las para ninguém, pois tinha vergonha. "Você contou para os seus pais o que dizem as vozes?", perguntou-se. "Eles sabem, uma vez fiquei desesperado e contei."

– Vocês conversam sobre isso ainda?

– Não, há muitos anos...

– Essa fala das vozes tem a ver com a reprimenda do representante da Igreja?

– Sim e não, não posso falar...

A narrativa até agora não segue linear. Então, vamos tentar organizar o relato de acordo com a cronologia dos fatos.

José personificava o estigma do isolamento psicótico. Inspirava pena, desconfiança, estranhamento para a equipe. Circulava muito na fala da equipe, porque um fato inusitado havia acontecido!

Por insistência da agente comunitária de saúde (ACS) responsável por essa família, José um dia permitiu que ela, Clarice, conversasse com ele na porta do quarto. A cada visita que fazia, Clarice tentava se comunicar, ainda que aos gritos: "José, tudo bom? Posso conhecer você?"

Foram meses até que ele permitisse. O pequeno diálogo, de poucas palavras, por alguns outros meses, assim fluiu. Até que um dia Clarice se encorajou, aproveitando-se de outra efêmera demanda de saúde trazida pelo usuário: “José, será que o médico da equipe pode vir aqui ver você?” Qual foi a surpresa quando José disse: “Sim, d. Clarice, mas eu não vou precisar ir ao postinho tirar sangue, vou? As meninas vêm aqui para isso, né?”

Assim, aos poucos, muito sutilmente, outros profissionais foram se enveredando na história. O médico da equipe, poucas visitas depois, conseguiu convencê-lo da medicação e fez a primeira injeção de neuroléptico. A princípio, José resistiu como criança, queixando-se muito, mas muito mesmo, dos efeitos colaterais; e estava, de fato, impregnado.

Passou a não aceitar mais que o médico aplicasse a injeção, mas permitia que a enfermeira o fizesse. Seu círculo de relações começava a se ampliar. Agora já saía do quarto e ia ao encontro dos profissionais na sala quando chegávamos. Parecia menos abatido, engordara uns dois quilos e conversava sem se sentir tão ameaçado. Disse que as vozes haviam diminuído, mas não atribuía tal fato ao medicamento, já que não acreditava na doença mental. Dizia-se, sim, perturbado pela presença de “espíritos maus”. Pensava também que talvez Deus tivesse nos enviado, atendendo as rogativas de seus pais, que tinham muita fé. Ele mesmo não rezava mais, “não me sinto digno”, dizia.

O fato é que a família de José começou a ser cuidada também. Era difícil a conversa, atravessada pelas questões religiosas. Demorou até que os pais se convencessem de que se tratava de uma doença mental, e não (pelo menos não exclusivamente, pois não nos confrontava de modo algum sua crença) de espíritos.

A mãe era resistente à medicação. Foi por um bom tempo, mesmo quando a via de administração passou a ser oral. O pai foi modificando seu ponto de vista bem vagarosamente, mas perseverava que o filho era acomodado mesmo, “um folgado”.

A grande virada se deu quando José disse que gostaria de fazer outro “exame de sangue”, ainda que esse nem fosse necessário na avaliação dos profissionais. Nesse tempo, as queixas sobre “a injeção” continuavam, e a equipe de fato avaliou que aquela já poderia ser substituída por outro neuroléptico, administração via oral, menor impacto de efeitos colaterais.

No entanto, o psiquiatra que fazia a supervisão do cuidado de saúde mental na UBS e que também havia abraçado o caso logo de início faz uma hábil proposta: “José, trocamos a injeção pelo comprimido, mas sob a seguinte condição: você ir ao posto semanalmente para tomá-lo com a enfermeira. Aí, você aproveita para fazer a coleta de sangue também no primeiro dia; o que você acha?”

José pareceu assustado com a proposta, embora tentado a aceitá-la também; titubeava na fala, mas em nenhum momento negou. "Vou pensar, pode ser?" Foi então que se combinou um tempo para a resposta: "Semana que vem, quando voltarmos, você nos conta o que decidiu, pode ser?"

As visitas eram semanais. A ACS e a enfermeira sempre presentes, os outros profissionais iam se revezando de acordo com a necessidade do cuidado e a disponibilidade de seus horários. Todas as ações eram discutidas e cuidadosamente planejadas; os avanços foram conseguidos com muita paciência e dedicação; então, não se poderia pôr tudo a perder em virtude de qualquer atitude mais brusca e impensada. Sua decisão seria acolhida caso ele não aceitasse a barganha proposta.

A ideia da troca do medicamento injetável pelo comprimido não foi bem-aceita por todos os membros da equipe em um primeiro momento. Foi preciso muita reflexão, no plano coletivo, atravessada por incômodos e "desencontros", a fim de que todos vislumbrassem a importância desse passo para o usuário.

Seriam considerados seu desejo, suas representações acerca do medicamento; sua aflição seria tranquilizada; a severidade dos efeitos colaterais que já se faziam presentes seria evitada; a própria melhora percebida pelo usuário seria valorizada, visto que relatava estar ouvindo menos as vozes que o "castigavam" tanto; o estresse da aplicação da injeção seria poupado.

A agente comunitária e a enfermeira voltaram então na semana seguinte, apreensivas pela resposta, torcendo para que ele aceitasse ir à UBS para tomar o remédio. E não é que ele topou? Ambas ficaram muito felizes, pois sabiam do grande investimento em José, ficando satisfeitíssimas a cada progresso, que recarregava a energia psíquica para seguirem adiante, mesmo quando as perspectivas não eram as melhores.

Na semana seguinte, José foi ao serviço! Ninguém acreditou quando avisaram sobre sua chegada à unidade. Todos os trabalhadores ficaram comovidos, pois de alguma forma já tinham ouvido falar em José, seja porque sua mãe estava sempre passando pela UBS, seja porque os trabalhadores antigos o conheciam. Sua mãe, que o acompanhava, também estava visivelmente emocionada. Afinal, foram sete anos sem sair de casa, em completo isolamento. Era tocante para os profissionais se depararem com a redescoberta do mundo de José. Tudo era novo, o bairro, o comércio, a UBS reformada. Foi um verdadeiro resgate de sua história, de seus laços com a vila em que crescera, com a vizinhança que agora mal conhecia.

A situação remete a uma viagem a Campo Geral, novela de caráter poético como a linguagem de Guimarães Rosa, que conta a história de Miguilim, menino de oito anos, míope, que vive em um ponto perdido do sertão de Minas Gerais e que descobre o mundo ao colocar óculos emprestados. Miguilim até então não conseguia enxergar o Mutum, lugar em que morava. "Muitas vezes a gente não vê a vida, para saber como é bonita." No entanto, ao colocar os tais óculos:

> Miguilim olhou. Nem não podia acreditar! Tudo era uma claridade, tudo novo e lindo e diferente, as coisas, as árvores, as caras das pessoas. Via os grãozinhos de areia, a pele da terra, as pedrinhas menores, as formiguinhas passeando no chão de uma distância. E tonteava. Aqui, ali, meu Deus, tanta coisa, tudo... (GUIMARÃES ROSA, 1984, p. 140).

José também se adaptou muito bem à nova medicação, que teve excelente resposta terapêutica, levando todos os membros da equipe a reconhecer os bons resultados da mudança e a ousadia bem-sucedida no cuidado inventado no dia a dia, no corpo a corpo.

Agora as visitas semanais tinham outro objetivo: passeios pelo bairro para que José reconhecesse o território há tanto dissociado de seu cotidiano. De início lhe era emprestada a autonomia; os profissionais acompanhavam-no à feira, à padaria, à livraria, ao supermercado, ao cabeleireiro. Ele foi levado também ao Centro de Atenção Psicossocial (Caps) de referência do território para que conhecesse o serviço e participasse de um dos grupos.

Contudo, uma grande dificuldade da equipe era não conseguir bancar a ida dos profissionais com José aos locais que ofereciam as atividades consideradas, em conjunto com ele, interessantes para a composição de seu projeto terapêutico, como a ida ao Centro de Convivência e Cooperativa (Cecco),[4] a psicoterapia e algumas oficinas no Caps, um curso de computação gratuito oferecido por uma entidade do bairro, um curso de jardinagem (visto que ele conhecia muito sobre flores e demonstrava interesse em aprender mais).

Assim, à época, a equipe discutia a possibilidade de procurar em instituições de ensino, por exemplo, um estagiário do curso de acompanhante terapêutico (AT), o que ficou de ser articulado.

---

[4] O Cecco é um equipamento do município de São Paulo que faz parte da Rede de Atenção à Saúde Mental. De forma coerente com as ações e iniciativas da política de saúde mental do Sistema Único de Saúde (SUS), desenvolve estratégias de cuidado a fim de fortalecer os laços de inclusão social dos sujeitos portadores de sofrimento psíquico, buscando parcerias para desenvolver ações de saúde pela vertente do trabalho, da cultura, do lazer, da convivência (CASTANHO, 2005).

Outra inserção importante do usuário foi sua participação no Grupo de Saúde Mental coordenado pelo médico da equipe, a princípio quinzenalmente e depois mensalmente. Nessa turma, José conheceu o usuário Roberto, com quem fez uma amizade que se estendeu para além do grupo. Roberto circulava bastante pela cidade, exceto nos períodos de crise. Como frequentava o Caps, nossa aposta era que, nas primeiras vezes, ele poderia incentivar José e até mesmo acompanhá-lo naquele serviço.[5]

Com o tempo, passou-se também a utilizar a estratégia de buscar José para os passeios, acompanhando-o, mas na volta experimentava-se propor que fosse para casa sozinho, quando os profissionais sentiam nele segurança. Funcionou bem! Procurava-se, então, enfatizar suas potências, ajudando-o a atribuir novos significados às suas experiências e a confiar em si, motivando-o a fazer passeios pelo bairro sozinho, começando por pequenas iniciativas, como ir à praça ao lado de seu prédio. Embora fosse percebida uma mudança em seu pragmatismo, observando que ele melhorara consideravelmente seu autocuidado, ganhara peso, almoçava na sala aos domingos, com seus irmãos – e até conversava um pouco com eles –, José não saía mesmo sozinho, a não ser para ir ao Grupo de Saúde Mental na UBS.

O relacionamento com seus pais também melhorou significativamente. Sua mãe agora era parceira do serviço com a medicação, tirava dúvidas conosco, conversava mais com José sobre a doença. Proporcionou-se o encontro dela com o usuário Roberto, pois d. Esther manifestou desejo de conhecê-lo, já que ele ligava para José, especialmente para combinarem algo quando o dia do grupo se aproximava; avaliou-se como muito positiva a experiência de d. Esther ter contato com alguém que também tinha transtorno mental: a conversa foi ótima, gerando oportunidade de aprendizado para ambos.

Findo esse relato, não se pode dizer que o processo do cuidado se deu sem conflitos, dúvidas e angústias para a equipe de saúde, já que esta não se propôs, desde o início, ao caminho mais fácil – cuidar da doença com seus protocolos. Optou-se, sim, por cuidar de uma vida recorrendo a um trabalho vivo em ato para o qual não havia receitas. Foi construído, avaliado, reinventado durante as ações. Dessa forma, foi possível aos profissionais refletirem sobre as falhas, apoiando-se uns nos outros quando se sentiam fragilizados e cansados; validavam acertos, pensavam juntos em novos caminhos, procuravam mediar os conflitos e superá-los com muita troca e múltiplos acolheres.

[5] A questão da "Música no Cuidado em Saúde Mental" é tratada, neste livro, no Capítulo 6, com esse título.

José abrira as portas da percepção e soube então que era importante encantar-se com novas margens, fazer outras travessias. Se ele ainda não conseguira, estava longe de desistir.

Atenção Básica à Saúde, SUS e Reforma Psiquiátrica: um panorama

No cotidiano pós-moderno dos serviços de saúde, o acontecimento é onde ocorre o cuidado, é o território da atitude cuidadora, que cria energia, cria emoções, cria pequenos laços de profundas significações, de múltiplas afetações, em um movimento que se faz no instante, construindo e reconstruindo pontes que podem impedir a monotonia, a permanência, o estagnar (MACHADO, 2008).

Nesse contexto, pensar em serviços de saúde mental substitutivos ao hospital psiquiátrico, buscando-se espaço para implementar processos de transformação no sentido da superação da lógica manicomial, implica o desafio de pensar em um espaço não neutro, ou seja, que não serve somente de lugar aos acontecimentos; é preciso pensar no espaço como dispositivo que produz movimento das subjetividades – movimento que é o centro da rede de conversações: causa mobilidade, circulação, proliferação das trocas (COSTA, 2007; MACHADO, 2008).

A Reforma Psiquiátrica propõe, então, a aproximação entre o sujeito com transtorno mental e seu espaço social, propiciando aos sujeitos estratégias de circulação pelo emprego de um trabalho territorial, caracterizado essencialmente pela desconstrução prática e teórica da instituição psiquiátrica, visando criar novas perspectivas de vida para os indivíduos considerados loucos (DIMENSTEIN *et al.*, 2005).

Assim, no interior das transformações implementadas no Brasil com a Reforma Sanitária e a Reforma Psiquiátrica – que, como vemos a seguir, pertencem a um movimento de raízes comuns –, a Atenção Básica à Saúde se constitui em espaço estratégico de intervenção em saúde mental (LOPES, 1999).

Essas transformações se dão no Brasil em face do contexto sociopolítico das mudanças econômicas e políticas ocorridas com o processo de transição do regime militar ditatorial, sobretudo nos anos 1980, em um cenário em que emergem, portanto, novos rumos para as políticas de saúde no país, com a participação de novos atores sociais que entram em cena para construir, por meio do movimento da Reforma Sanitária Brasileira, uma nova concepção de saúde: a saúde como um direito do cidadão e um dever do Estado (MENDES, 1999).

É diante desse panorama que se realiza, em 1986, a VIII Conferência Nacional de Saúde, evento que influenciou de forma determinante a elaboração da nova Constituição Federal de 1988, pela produção de trabalhos técnicos pela Comissão da Reforma Sanitária. Com o texto constitucional, define-se, então, um Sistema Único de Saúde (SUS) para prover as ações e os serviços de saúde no Brasil (MENDES, 1999).

O SUS, legitimado pelas leis 8.080 e 8.142, de 2001, traz até nós uma concepção ampliada do processo saúde-doença vinculada à qualidade de vida de uma população e, portanto, relacionada a determinado nível de acesso a bens e serviços econômicos e sociais (MENDES, 1999).

Dessa forma, seus princípios de universalidade, equidade e integralidade das ações de saúde legitimam uma política de inclusão social e corroboram a concepção da determinação social do processo saúde-doença, entendido como resultado de fatores relacionados às formas de viver e trabalhar dos indivíduos, dos quais advêm potenciais de fortalecimento e desgaste à saúde (QUEIROZ; SALUM, 1996).

Portanto, o SUS fomenta a necessidade de se reconhecerem os problemas de saúde da população pela inserção social dos indivíduos e de suas famílias, e, diante dessa perspectiva, a Atenção Básica à Saúde ganha destaque na medida em que é compreendida não apenas como porta de entrada do usuário no sistema de saúde – mediante oferta de serviços, tecnologias e produtos de saúde de baixa complexidade – mas também como lócus de realização de ações de saúde individual e coletiva, já que o indivíduo, na qualidade de unidade singular, constrói-se nas relações sociais (QUEIROZ; SALUM, 1996).

Nessa perspectiva, a Atenção Básica é contextualizada dentro de um horizonte de novas propostas de consolidação do campo da saúde no âmbito científico, de práticas e como atividade profissional, trazendo uma maior e mais efetiva participação da sociedade nas questões da vida, da saúde, do sofrimento e da morte, possibilitando, portanto, a abertura de novas reflexões e a produção de ações (PAIM; ALMEIDA FILHO, 1998).

Dessa forma, desde 1994, o princípio da integralidade é assumido pelo PSF[6] para estruturar e operar a Atenção Básica no país, fazendo com que as equipes multiprofissionais (e demais recursos da rede de atenção setorial e intersetorial) articulem ações de promoção à saúde, prevenção, tratamento e reabilitação a fim de melhorar o perfil de saúde-doença nos territórios espe-

---

[6] Denominado "Estratégia Saúde da Família" pelo Departamento de Atenção Básica do Ministério da Saúde do Brasil a partir de 2006 (BRASIL, 2009).

cíficos em que pessoas, famílias e comunidade constroem seus modos de viver e de se relacionar na vida.

A Atenção Básica é também considerada a principal porta de entrada do sistema de atenção à saúde e se espera que tenha capacidade resolutiva para 80% dos problemas de saúde da população, adotando-se para isso três eixos: acolhimento à demanda e busca ativa com avaliação de vulnerabilidade; clínica ampliada; e procedimentos de saúde coletiva (CAMPOS, 2007).

O primeiro eixo diz respeito à capacidade, à disposição e à organização do serviço em acolher as múltiplas e complexas demandas, em avaliar riscos e vulnerabilidades de indivíduos, de famílias e do território na tentativa de buscar o maior nível de resolubilidade possível. Entretanto, a condição de vínculo e confiança se faz necessária para que profissionais e equipes possam disponibilizar escuta e interesse em ocasiões de demanda agendada e de demanda espontânea, esta última frequentemente relacionada às "urgências" (CAMPOS, 2007).

Já o eixo relacionado à clínica ampliada concebe a produção de ações da Atenção Básica em um cenário de complexidade à medida que amplia seu núcleo biomédico na direção da perspectiva subjetiva, social e singular de cada caso. Busca-se a potencialização das ações com auxílio dos recursos existentes na rede local de serviços, na intersetorial, assim como na rede familiar e social. Quanto aos procedimentos de saúde coletiva, o terceiro eixo, a Atenção Básica vem se fortalecendo a fim de operar a condição de integralidade e de efetividade do cuidado. Para que isso ocorra, equipes e estratégias precisam estar implicadas com modos de intervenção da rede que conjuguem prevenção, promoção, mas também resolutividade clínica de boa qualidade (CAMPOS, 2007).

Constitui-se, portanto, uma forma tecnologicamente específica de atenção que integra síntese de saberes e complexa rede de ações individuais e coletivas, curativas e preventivas, assistenciais e educativas (SCHRAIBER; MENDES-GONÇALVES, 2000). Todavia, com a inversão do foco centrado no indivíduo para aquele centrado na família e com a proposta de ações próximas à comunidade e ao território, um conjunto de situações (depressão, uso e abuso de substâncias lícitas e ilícitas, abuso sexual, cárcere privado, risco de suicídio, situações de violência etc.) tem evidenciado outras demandas e necessidades ao surgir diante dos profissionais de saúde (MALFITANO; LOPES, 2003).

Nessa perspectiva, Malfitano e Lopes (2003) problematizam os pressupostos do PSF e o que de fato ocorre no cotidiano do trabalho em saúde.

Segundo as autoras, o PSF prevê *ações de saúde básica* (intervenções que oferecem assistência para problemáticas e/ou doenças como diabetes, hipertensão, tuberculose etc.). Entretanto, não prioriza as *ações básicas de saúde* (intervenções relacionadas às demandas da população de um território determinado com base em suas características socioculturais e econômicas) visando à integração e à atenção de todos.

Outras discussões encontradas na literatura científica relacionam a política de saúde baseada no cuidado comunitário, a presença da família na agenda das políticas sociais e as ações governamentais aos movimentos de reforma no campo da saúde ocorridos em diferentes países; movimentos esses deflagrados pela crise do Estado de bem-estar social e questionamentos sobre o papel do Estado e da sociedade na resolução dos problemas sociais (SERAPIONI, 2005; TAKASHIMA, 1998).

Vale lembrar que o PSF, como atenção diferenciada às famílias vivendo situações especiais de risco, não é uma estratégia dirigida apenas a pessoas e a localidades carentes que ainda não conseguiram se desenvolver como regiões dotadas com serviços médicos especiais. Efetivamente, deveria ser

> uma estratégia de aprofundamento da qualidade dos serviços diante da complexidade das situações de exclusão social tão fortemente presentes até mesmo nas regiões mais industrializadas e modernas da sociedade capitalista contemporânea (VASCONCELOS, 2001, p. 258-259).

Segundo a portaria 648/GM, de 28 de março de 2006, a Política Nacional de Atenção Básica, entre outras providências, dispõe sobre o processo de trabalho das equipes de Saúde da Família[7] e considera a ampliação do cuidado como modo para impactar sobre o processo saúde-doença dos indivíduos, das famílias e das comunidades (BRASIL, 2006). Cuidado que requer das equipes avaliação e conhecimento da composição, organização e funcionalidades das famílias; dos saberes e das práticas dos grupos; atitude ética; posição de compromisso e respeito (diante daquilo que é "diferente") com vistas à produção de vínculos de confiança com os usuários e com as famílias da comunidade, alvo de sua atuação.

No cotidiano de trabalho das equipes de Saúde da Família, as famílias do território, ao serem cadastradas e monitoradas mensalmente por meio da

---

[7] A equipe nuclear é composta de médico generalista, enfermeiro, auxiliar de enfermagem e quatro a seis agentes comunitários de saúde. Pode ser "ampliada" quando integra outras equipes, como a de Saúde Bucal, composta de cirurgião-dentista, atendente de consultório dentário e técnico de higiene dentária (PALMA, 2009).

visita domiciliar do agente comunitário de saúde, apresentam mais ou menos condições de risco (biológico, social, ambiental), o que demanda às equipes, além do seguimento longitudinal, ações pontuais de cuidado em situações de mais vulnerabilidade, urgência e/ou crise.

No campo da saúde mental, Lopes (1999) salienta que os avanços na Constituição Federal e a efetivação do SUS trazem pressupostos imprescindíveis à Reforma Psiquiátrica brasileira, como os parâmetros epidemiológicos e sociais não mais tutelados pelo modelo médico e a parceria da população organizada na construção do novo sistema, trazendo para a sociedade propostas de transformação ao modelo de atenção hegemônico dos hospitais psiquiátricos na atenção em saúde mental.

Nesse contexto, destaca-se especialmente o movimento da Reforma Psiquiátrica marcado pela *desinstitucionalização.* Esta é definida por Rotelli (2001) como um *processo prático-crítico* que reorienta instituições e serviços, energias e saberes, estratégias e intervenções em direção ao que o autor aponta como o verdadeiro objeto do cuidado: a "existência-sofrimento do paciente em sua relação com o corpo social".

Assim, Rotelli (2001, p. 91) explica que o problema em foco não é a cura, mas a emancipação do sujeito, pois falamos de um processo de singularização e de ressingularização, e não de caricaturização, de repetição. De acordo com esse autor, "é necessário imaginar que a única coisa sensata, possível, é a desinstitucionalização daquela cena, a invenção de um outro modo e a criação de oportunidades e de probabilidades para o 'paciente'" (p. 2).

Para Basaglia (1996) (apud Nicácio, 2003, p. 57), a expressão e os objetivos dos serviços que substituem as práticas manicomiais e discutem as concepções da psiquiatria devem trazer ao sujeito a possibilidade de viver de maneira diversa o próprio sofrimento, pelo uso de formas de cuidado que sejam, conjuntamente, "espaços de vida, estimulação, confronto, oportunidade de relações interpessoais e coletivas, que vislumbrem a mudança de cultura e de políticas mais sociais do que sanitárias".

Com relação aos serviços da Atenção Básica de Saúde, sabe-se que aproximadamente 20% de todos os usuários atendidos por profissionais têm um ou mais transtornos mentais e comportamentais (OMS, 2001).

Desse modo, ainda que o transtorno mental não constitua um "indicador" do Sistema de Informação da Atenção Básica (Siab), bem como os quadros de sofrimento mental como condição de risco das famílias cadastradas em um serviço de saúde, espera-se que a equipe, sob a lógica da integralidade da atenção, identifique-o e desenvolva um olhar específico para o cenário familiar, conhecendo e desenhando um plano de cuidados "integrais" que considere o usuário, os familiares, a rede social e, na medida do possível, que seja um plano construído e compartilhado entre todos os atores envolvidos.

Isso porque o automatismo dos protocolos de intervenção que ditam o que fazer *a priori*, como, por exemplo, encaminhar para o psiquiatra para medicar ou desenhar o projeto terapêutico com determinadas atividades e frequência, funciona como uma espécie de anteparo ao real da clínica e oferece suporte para as ações, mas não é suficiente para o enfrentamento das situações cotidianas e para uma abordagem continuada de cada caso (FIGUEIREDO, 2005).

Já os casos considerados graves exigem manejo e acompanhamento por meio de dispositivos colaborativos de apoio e matriciamento[8] entre equipes da Estratégia de Saúde da Família e equipes de Saúde Mental do Núcleo de Apoio à Saúde da Família (Nasf),[9] contando-se, sobretudo, com o suporte real e integrado de uma rede de atenção à saúde mental. Vale lembrar que há experiências em que os Caps também realizam esse apoio e matriciamento junto às equipes.

No entanto, estudo de Caçapava e Colvero (2008)[10] mostra que os trabalhadores das Unidades Básicas de Saúde, embora reconheçam os fatores sociais como determinantes do processo saúde-doença da população, concebem a *finalidade* do cuidado como a "compensação" do usuário com transtorno mental, sendo o estabelecimento de diagnósticos e a prescrição de medicamentos os meios ou instrumentos de trabalho mais valorizados para a intervenção em saúde mental.

Com isso, evidencia-se que as equipes ligadas à atenção básica (entre elas as do PSF) não vêm conseguindo oferecer atenção que inaugure novas formas de convivência, novos territórios existenciais familiares, promovendo encontros

---

[8] "É um método de trabalho cujo objetivo é viabilizar a interconexão entre os serviços primário, secundário e terciário em saúde, além de poder ter alcance nos diversos setores e secretarias do município, visando a um acolhimento integral ao cidadão, que envolve não só sua saúde física, mas também a psíquica e social" (DIMENSTEIN *et al.*, 2009, p. 63-64).

[9] Qualificado e descrito pela portaria GM 154, de 24 de janeiro de 2008, o Nasf é constituído de profissionais de diversas áreas do conhecimento para atuarem em parceria com as equipes de Saúde da Família (BRASIL, 2008).

[10] Trata-se de artigo oriundo do projeto de pesquisa intitulado "Reconhecendo o atendimento em saúde mental no território", financiado pela Fundação de Amparo à Pesquisa do Estado de São Paulo (Fapesp) em 2006. O objetivo do estudo foi conhecer as estratégias de atendimento em saúde mental na Atenção Básica e a maneira como se articulam os serviços de saúde de determinada região do município de São Paulo para cuidar do usuário em sofrimento psíquico.

que ativem a capacidade de criar outras possibilidades de vida, embora a demanda de sujeitos que necessitem de cuidados no campo da saúde mental seja crescente. Tal situação se atribui à falta de capacitação das equipes, à dinâmica institucional, à organização do trabalho; à estrutura dos serviços, à dificuldade dos profissionais de desconstruírem a lógica manicomial (DIMENSTEIN *et al.*, 2005).

Desse modo, em nossa visão, é essencial que o cuidado em saúde mental na Atenção Básica seja pautado não somente pelos aspectos pontuais do processo de adoecimento e do manejo do sofrimento mental. Assim, quando nos referimos ao cuidado subjetivo, falamos de uma abordagem em que o desejo do sujeito, suas escolhas e seu modo de conceber a vida (incluindo a saúde e a doença) são considerados; ou seja, há uma preocupação em dar voz e passagem às coisas experimentadas, pensadas e significadas por cada pessoa de acordo com a particularidade de sua história.

Nesse cenário de cuidados genericamente desenhado e anunciado como parte de uma política pública de saúde sob a perspectiva da hierarquização, da regionalização e dos demais princípios e diretrizes que regem o SUS, em seu conjunto, representam um desafio para pensar as iniciativas práticas de cuidado no modo de atenção psicossocial, especialmente aquelas que dizem respeito à família e à saúde mental na Atenção Básica.

Cotidiano de cuidados em saúde mental no contexto da atenção básica

As práticas de cuidado em saúde mental evocam a inclusão da noção de crise sobretudo como elemento estrutural na organização do cuidado dos comunitários por parte dos gestores e trabalhadores de saúde. Nesse campo de tensões e de diferentes interesses, o modo psicossocial, tendo como norte a cidadania e a atenção integral, concebe a "saúde mental como um certo modo de posicionamento subjetivo e sociocultural dos indivíduos na conjuntura conflitiva particular que os atravessa e pela qual são atravessados" (COSTA-ROSA; LUZIO; YASUI, 2003, p. 19).

Em contrapartida, compartilhamos com Pitta (2001) a ideia de que, no Brasil, um dos maiores desafios do SUS é construir para os usuários em sofrimento psíquico, no território, uma rede de cuidados que melhore as chances de qualidade de vida dessas pessoas, incluindo o cuidado sem estigmas e discriminação com base em iniciativas que busquem responder às diferentes demandas que a doença ou limitação apresentam para usuários e equipes de cuidados.

Essa rede, de acordo com o que vimos discutindo, não deve ser restrita aos serviços de saúde, mas esparramada além de seus muros. Saraceno (2001, p. 123) estabelece um conceito de rede social definindo-a como a "participação da troca ou da invenção dos lugares no qual a troca seja possível", operando a substituição (possível) do cenário sem vida por outro, dotado de vida, por meio da vida da capacidade contratual do usuário.

Assim, para esse autor, quanto mais articuladas e flexíveis forem essas "redes de negociação" – tanto a rede social familiar quanto a rede social ampliada –, maiores a participação e a potencialização dos recursos (materiais e afetivos) envolvidos no cuidado, produzindo sentido, bem-estar, contratualidade dos sujeitos (SARACENO, 2001).

Desse modo, acreditamos, ao lado de Cunha (2004), que a valorização do diagnóstico não é a atividade mais eficiente nem a mais complexa na Atenção Básica, por esse constituir-se em um campo do qual fazem parte diversos elementos que compõem o viver dos sujeitos, podendo produzir ou agravar uma doença – assim como a doença pode afetar emocionalmente o sujeito doente e seu tratamento.

Sabe-se também que o manejo e o tratamento de transtornos mentais e comportamentais no contexto da Atenção Básica possibilitam o acesso de maior número de pessoas à rede dos serviços de saúde. Isso ocasiona a diminuição do estigma, a melhora da avaliação e do tratamento daquelas pessoas que não são tradicionalmente acolhidas no serviço de atenção primária em saúde, e sobretudo a potencialização do tratamento das questões físicas dos que sofrem de doenças mentais, além da melhora do tratamento dos aspectos mentais associados aos problemas físicos (OMS, 2001).

A equipe, ao procurar operacionalizar as ações relacionadas a tal integralidade anunciada, passa a focalizar as pessoas que compõem a família, que moram juntas em decorrência de parentesco, afinidade ou necessidade e, voluntária ou involuntariamente, fazem parte do processo saúde-doença mental, e passa a se aproximar delas.

Desse modo, um dos grandes desafios, segundo nossa visão, reside no uso de tecnologias de cuidado que sejam capazes de contribuir não só com aspectos pontuais do processo de adoecimento e do manejo do sofrimento mental mas principalmente para um cotidiano de cuidados implicado com a produção de projetos de felicidade das pessoas: usuários, famílias e trabalhadores de saúde.

Segundo Ayres, "a noção de felicidade remete a uma experiência vivida valorada positivamente, experiência esta que, frequentemente, independe de um estado de completo bem-estar ou de perfeita normalidade morfofuncional" (2004, p. 19).

Portanto, a equipe do PSF precisa focalizar os sujeitos, e não os "casos"; trata-se de um cuidado para com os usuários e as famílias com singulares histórias de vida e com seus caminhos – percorridos, interrompidos, reconstruídos e melhorados em suas possibilidades de alcance.

Então, é necessário que o trabalhador de saúde reflita sobre essa simples palavra, "caso", que, como tantas outras que compõem o glossário de nossas práticas – e ganham vida a partir delas –, não é um verbete ingênuo, mas carregado de sentido, apropriando-se de nós como músicas de rimas fáceis.

Para transformarmos nosso olhar profissional, nossa postura, nossa atitude em prol de um cuidado das subjetividades, propomos abolir a referida palavra de nosso discurso, pois sujeitos postos em evidência como "casos" vão se tornando apenas prontuários, amontoados de escritas, diagnósticos, sintomas, psicofármacos, sendo desvitalizados. Vamos banalizando sua identidade, suas potências, nosso olhar para suas reais necessidades, vamos perdendo de vista as sutilezas que compõem a mágica dos instantes cotidianos, as quais produzem a diferença.

Nessa direção, Saraceno (2001) valoriza a proposta que remete os serviços a um "olhar necessário" sobre as necessidades, demandas e possibilidades do usuário a partir das "variáveis reais" que se enlaçam à pessoa e a seu contexto, direcionando-se a uma intervenção que produza sentidos de vida.

Dessa forma, o foco do cuidado privilegiaria tanto o *microcontexto* do usuário (história da enfermidade, nível de agregação da rede familiar, condição de solidão, condição socioeconômica e outras relacionadas ao indivíduo) quanto o *macrocontexto* (recursos do serviço de atenção à saúde, nível de solidariedade da rede social, incluindo a comunidade, instituições de trabalho, lazer, educação e outras).

Nessa perspectiva, o autor define como características de um serviço de alta qualidade (e potencial êxito) a *permeabilidade* e a *dinamicidade*, que promoveriam uma "multiplicidade de lugares/oportunidades comunicantes", abrindo continuamente espaços de negociação entre usuário, família, comunidades e serviços – ou seja, espaços de troca que geram relações.

Para atuar então na produção do cotidiano de cuidados, é necessário ao trabalhador de saúde um olhar complexo para as ações de cuidado a ponto de reconhecer/incluir/integrar os desejos dos sujeitos, deixando-os caminhar na direção que os usuários compreendem e desejam como "saúde". Agir com certa disposição para prestar atenção ao sentido que dão aos seus projetos de saúde, que podem não coincidir com as dimensões técnica, científica e planejada do cuidado que nós, trabalhadores e técnicos de saúde, conhecemos e praticamos.

Lugar da família: algumas representações, concepções e conceitos

A instituição *família* ao longo da história da humanidade vem passando por transformações que correspondem às mudanças da sociedade. Como elemento central dessas modificações, temos, na atualidade, o homem diante das exigências de adaptação à acelerada difusão da cultura globalizada que prioriza o desenvolvimento de habilidades altamente especializadas diante de um campo socioeconômico e cultural em permanente transformação (CASTELLS, 1999; GIDDENS, 2000; COLVERO, 2002).

Assim, ao olhar para a família na atualidade, pode-se apreender uma diversidade de organizações, estruturas e dinâmicas familiares, bem como de movimentos teóricos e terapêuticos que procuram estudá-la e tratá-la. Por exemplo, para a cibernética de segunda ordem,[11] a família é compreendida como "um sistema sociocultural aberto" que está continuamente diante de situações que exigem mudanças, vindas de dentro e de fora. Se, por um lado, as mudanças "afetam as habilidades da família para desempenhar as funções de cuidado informal" (SERAPIONI, 2005, p. 245), por outro lado, diante das exigências de mudança, a família possui uma capacidade assombrosa de se adaptar e de mudar enquanto mantém continuidade (MINUCHIN, 1990; COLVERO, 2002).

Se nos detemos no processo saúde-doença mental, já de início percebemos que a família (quase) sempre está envolvida no processo, quer na situação de ausência/abandono da pessoa que sofre, quer no desencadeamento do adoecimento e da crise, quer na manutenção desse estado ou na busca de ajuda, e, sobretudo, na capacidade de reconhecer e "bancar junto" as possibilidades e os desafios para a reabilitação psicossocial da pessoa em sofrimento mental.

[11] Segundo Castilho (s/d), *cibernética de segunda ordem* é "a visão sistêmica da complexidade organizada (...), abalando o mito da previsibilidade ilimitada. O observador (terapeuta) passa a ser visto como parte do mundo que descreve, a realidade é uma construção do observador" (p. 4).

Tal realidade aparece em estudo de Machado (2001) que descreve as representações sociais do processo saúde-doença mental elaboradas pelo doente mental. Chama a atenção o fato de que, ao representar seu processo de adoecimento como um descontrole que atinge cabeça, mente e alma, a maioria dos sujeitos ancora parte da explicação causal na dinâmica das relações familiares: o vivido em situações de perda, abuso e conflito. Entretanto, na busca de controle para o descontrole, esta aparece ancorada no campo biológico (alternativas de tratamento), nos elementos religiosos (crenças e rituais) e no campo familiar, aqui representados como "o lar acolhedor", "a harmonia" e "o respeito". Percebe-se que a mediação da instituição familiar é forte, marcada, referendada em vários momentos do processo sob a ótica da pessoa que sofre mentalmente.

Por outro lado, ao trabalhar com a representação social de familiares, Colvero, Ide e Rolim (2004) identificam as dificuldades dessas pessoas de compreender e explicar plenamente a doença mental, conviver com comportamentos diferentes (delírios, alucinações), lidar com situações de crise, insegurança e imprevisibilidade.

Com a reorientação do modelo de atenção por meio da desinstitucionalização, o cotidiano de cuidados em saúde mental passa a demandar mais dos familiares, tomando-os como protagonistas do cuidado reabilitador, o que pode ocasionar, por um lado, sobrecarga e responsabilização por um processo que é bastante complexo e longo, por vezes para uma vida toda, e, por outro lado, demanda da família parceria para reflexão, responsabilidade e descoberta de novas formas de cuidar.

Por *cuidado reabilitador* compreendemos o uso de todos aqueles dispositivos que possam servir de apoio para que a pessoa esteja, na medida do possível, mais habilitada a viver no cotidiano as coisas que compõem o dia a dia da vida: o autocuidado, as relações sociais, as relações afetivas, as formas de obtenção de renda e de consumo, os meios de acesso a veículos de educação, cultura e as demais formas de participação na família e na sociedade; ou, em síntese, como sujeito capaz de transitar nos vários cenários da vida.

A realidade não funciona linearmente, mas de experiências que misturam ingredientes do viver, como a angústia, o prazer, as perdas, as conquistas, os encontros com pessoas, os desafios e as situações que vão surgindo ao longo do ciclo vital, desde o nascer até o morrer.

Cada família tem formas de funcionar ao longo desse trajeto, que é sempre muito particular, um mapa único, de acordo como ocorrem os impactos positivos e negativos sobre a vida, segundo a ótica de cada sujeito; ou seja, como se dão as aproximações e os afastamentos da noção de felicidade que orienta aquelas pessoas.

O sujeito é atravessado ao mesmo tempo que atravessa a vida simbólica, cultural e à medida que acessa oportunidades e cenários para estar na perspectiva social, afetiva, sexual, ambiental, educacional, econômica e familiar.

Visto dessa forma, o cenário familiar pode ser compreendido como um lugar de cooperação, identidade, aprendizado, confiança, mutualidade e acolhimento. Ou não. Às vezes, a sensação de bem-estar ocorre "longe" da família, quando é prudente pensarmos em contextos conflitivos, violentos, abusivos, em que as trocas afetivas são de cunho negativo. Nesse caso, os projetos terapêuticos, que preveem a aproximação da família com a pessoa que sofre, são como uma forma de acentuar a violência, a angústia, o sofrimento.

As possibilidades da equipe de trabalhadores de saúde de abordar essas famílias, seja na Atenção Básica, seja no hospital, no serviço de urgência e/ou Caps, demandam que estes estejam permeáveis para essa compreensão do processo saúde-doença mental, que associa a diversidade e a heterodoxia às práticas necessárias, como a psicofarmacologia, o atendimento clínico, a psicoterapia, a visita domiciliar, as oficinas terapêuticas e todo o arsenal disponível de intervenções, algumas temporárias, outras duradouras.

Essa é uma tentativa de demarcar que a produção de subjetividades é influenciada, mediada pela forma como as famílias pensam e dão sentido aos seus projetos de felicidade; aos caminhos, meios, ingredientes e significados que "lançam mão" para viver, estar junto, experimentar, escolher.

De outro modo, podemos dizer que, por estar constantemente apoiada em um conjunto de valores, normas e no que chamaríamos de uma "permanente vitrine social", a família corre o sério risco de quase nunca ser experienciada como produtora de subjetividades, pois por vezes se fecha quase que *imprescindivelmente* no estabelecimento de processos de transmissão do que já lhe foi dado, pronto e inquestionável.

Se a família é a primeira responsável pela interação da organização do sujeito, acreditamos que ela pode possibilitar uma integração criativa dele mesmo com seu projeto de felicidade. Projeto que perpassa pelo lugar que ela pode promover e que, segundo Vilhena (2004), pode ser um lugar de prisão ou de abrigo. Um espaço de trocas ou um isolamento coletivo. Um agente de mudanças ou um dispositivo de alienação.

Ao considerarmos o conceito polissêmico de família, vemos que nela reside uma conjunção de contrários, contradições, paradoxos e antagonismos que se fazem presentes ao longo da vida, já que "nas famílias tensionam narcisismo de morte e narcisismo de vida, tacanhez, miséria e brutalidade – cuidado, tolerância e infinita generosidade" (LANCETTI, 2006, p. 112). Nesse sentido, *família* pode ser entendida como relação intersubjetiva do mundo da vida ou como instituição (SERAPIONI, 2005; DONATI; DI NICOLA, 1996).

No entanto, como conseguir sustentar a entrada em cena da família, no cotidiano de cuidados, como agente de uma reinvenção das conexões com a loucura, ou seja, ressignificando suas experiências, relendo sua concepção sobre a doença e sua forma de se relacionar com suas próprias contradições?

Será que o familiar encontra no serviço de saúde, de quem é supostamente parceiro, um espaço de alívio de tensões e de angústia que lhe possibilite sentir-se apoiado, dizer sobre aquilo que o incomoda ou lhe é insuportável, já que, na estrutura de seu cotidiano, não lhe resta tempo para lidar com essas questões? (PIMENTA; ROMAGNOLI, 2008).

Desse modo, urge que os trabalhadores de saúde reflitam sobre esse paradoxo que permeia o cuidado no campo das necessidades de saúde mental. Do contrário, a angústia do profissional sufoca-se no pretexto da "falta de tempo" para trabalhar com o familiar ou na crença de que "ali não há mais jeito, fulano é mesmo teimoso"; o trabalhador, agindo assim, anestesia as possibilidades de avançar para além do que somente nega, estagnando as possibilidades de um cuidado inventivo por entre as fissuras do cotidiano, não encontrando caminhos de prazer e alívio.

Persistirão, consequentemente, não somente o estigma da loucura do usuário mas também aquele relacionado à família, que passa a ser a opressora, a superprotetora, aquela que infantiliza, que abandona, que também é "psiquiátrica", que se omite, que é "desobediente" e que, fora desse esquadro de bordas tão bem-delimitadas, não é mais nada; nada produz senão conflitos inquebrantáveis e impossibilidades.

Assim, para Figueiredo (2005), é importante que o serviço de saúde possa se abrir em direção à acolhida dos familiares, promovendo espaços de discussão sobre as questões que os mobilizam, visando a uma mudança de mentalidade sobre a concepção de "doença mental" e seu tratamento, e ampliando a participação dos familiares nos eventos e demais atividades oferecidas pelos serviços.

Trata-se então da possibilidade de um laço social novo, que provoca novas questões e propostas, de experiências que vão além do circunscrito pelo tratamento, recolhendo as produções dos familiares, as quais podem, em muito, ajudar na construção de uma nova escrita das histórias dos usuários. A produção desse laço social torna-se, assim, essencial para o avanço da concepção do cuidado para os próprios profissionais, possibilitando o avanço em direção à comunidade, ao trabalho no extramuros, no território.

Cotidiano de cuidados em saúde mental

Na reflexão apontada até o momento sobre o cuidado no contexto do domicílio e das famílias com demandas e necessidades relacionadas à saúde e ao sofrimento mental e as "ações básicas em saúde" implementadas, a questão que nos inquieta pode assim ser formulada: podemos falar de cotidiano de cuidados em saúde mental nas equipes de Saúde da Família?

Elegemos o cotidiano de cuidados da família pelas equipes de Saúde da Família para focalizar o encontro das pessoas moradoras do bairro, moradoras do domicílio, trabalhadoras de saúde. Encontros que se dão onde elas estão, habitam, vivem, trabalham e circulam, isto é, nos lugares de acontecimentos, movimentos e possibilidades. Segundo Lancetti (2006), são encontros que constituem experiências que compõem aquilo que ele denomina "clínica peripatética", aquela que está em movimento, que não se fecha em dispositivos e *settings* formais, como o consultório ou o espaço institucional.

São lugares em que é possível pensarmos na desterritorialização[12] do universo do cuidado, nos quais o projeto terapêutico em si (ou parte dele), construído pelo trabalho em equipe, pode ser operado fora do território/espaço restrito da saúde e da saúde mental, dos conhecimentos específicos dos técnicos de saúde mental, do aparato institucional da saúde ou da saúde mental. Por exemplo, em visita aos domicílios, nas organizações sociais, em encontros comunitários, nas festas, nos grupos de caminhada, enfim, em uma diversidade de momentos de recepção e acolhimento.

Nessa pluralidade de encontros, lugares e atores, o cotidiano de cuidados possibilita uma constatação: "a elaboração de um projeto terapêutico tem de saída uma complicação: precisa ser ao mesmo tempo singular e coletivo" (LANCETTI, 2006, p. 109). Por conseguinte, surge uma tensão, ou seja, parece ser possível às pessoas experimentarem momentos de felicidade, ainda que esse não seja um estado pleno e contínuo em de-

[12] Segundo Giles Deleuze e Claire Parnet (1998-1999), (...) precisamos às vezes inventar uma palavra bárbara para dar conta de uma noção com pretensão nova. A noção com pretensão nova é que não há território sem um vetor de saída do território, e não há saída do território, ou seja, desterritorialização, sem, ao mesmo tempo, um esforço para se reterritorializar em outra parte.

corrência de aspectos dificultosos e persistentes que uma doença crônica impõe ao viver.

É entre os extremos que está toda uma riqueza das composições, ajustes e interações humanas que cada um – seja usuário do serviço de saúde, seja trabalhador de saúde – opera à sua moda, na busca de bem-estar, identidade, lugares sociais, lugares afetivos. É preciso abandonar a ideia de que é tudo ou nada, evitar polaridades que enrijecem a complexa leitura que o viver demanda.

Para Figueiredo (2005), o que está em jogo nesse caso não é uma garantia contra a real e inevitável angústia do trabalhador, mas sim o próprio trabalho; pois não se trata de proteger a equipe, mas sim de sustentar seu cotidiano e conduzi-la à produção permanente do que Machado e Colvero (1999) nominam "cuidado subjetivo", de outra dimensão do cuidar – para além das atividades técnicas, rotinas, protocolos, pois,

> quando o horizonte normativo é a morfofuncionalidade e seus riscos, a escuta será mesmo orientada à obtenção de subsídios objetivos para monitorá-la e, assim, aspectos ligados à situação existencial do sujeito que procura a atenção à saúde serão considerados apenas elementos subsidiários desse monitoramento, quando não ruídos (AYRES, 2004, p. 23).

Podemos afirmar, portanto, que a alteridade de usuários, familiares e trabalhadores de saúde deve ser considerada nesse processo (e aproveitada) para pensar e construir o cotidiano de cuidados que possibilite a transcendência do tal horizonte normativo, o qual classifica e discrimina o que é bom do que não é.

Nas últimas décadas, vimos acumulando a experiência no cotidiano de cuidados no contexto dos serviços públicos de saúde mental do país por meio da construção coletiva dos projetos terapêuticos, como já apresentado. Estes procuram não centralizar na descrição dos sintomas da doença identificados pelo cuidador, mas sim na descrição da pessoa e de seu sofrimento mental, em uma complexa e dinâmica rede de relações psicossociais, forjando, segundo Goldberg (1994), uma "clínica psiquiátrica renovada que tomaria a fala do paciente não pelo reconhecimento do sintoma, mas como produção de um sujeito social dentro dos limites que a loucura impõe" (p. 21).

Ao nos aproximarmos das famílias que vivenciam o adoecimento mental de um de seus membros, um "caldeirão" de diferentes afetos transborda o que essa vivência provoca nos outros membros dessa família direta ou indiretamente. A doença mental suscita culpa e medo do que desconhecem – crise, isolamento social, busca intensa por alternativas e respostas, expectativas frustradas em relação à cura, estigma.

As crises, os surtos psicóticos são momentos em que os familiares presenciam sobretudo a doença e veem realmente sua exuberância, embora muitas vezes atribuam suas causas a motivos diversos, como possessão ou espíritos. É também nesses momentos de fragilização e vivência aguda da doença que há potencialidades, quando os trabalhadores de saúde estão presentes, quer no hospital, quer em uma unidade de saúde da família.

Em muitos casos, somente após esses momentos as famílias recebem orientação e esclarecimentos sobre o transtorno mental como condição crônica e algumas vezes incapacitante, o que requer a necessidade de acompanhamento ao longo da vida.

No cotidiano de cuidados das equipes do PSF, o que se partilha entre a equipe é o que se recolhe a cada "caso", a cada intervenção. Entretanto, para tecer um saber coletivo, o que se vai recolher são os elementos fornecidos pelos sujeitos e pela família – a história de uma vida – como pistas para a direção do tratamento para a construção do projeto terapêutico. Tessitura essa que vai apontar o caminho a ser seguido a cada passo, a cada tempo, pois há retificações a fazer frequentemente, dependendo do "rumo da vida", com base nas novas indicações do sujeito (FIGUEIREDO, 2005).

Diante das reflexões apresentadas, reconhecemos que, no contexto do processo saúde-doença mental, a noção de integralidade como abordagem e oferta de cuidados à família vai de encontro à noção de produção de subjetividades, já que é no cotidiano e nas várias modalidades de encontros que ali acontecem que podemos partilhar e negociar as intenções de cuidado, além de favorecer as experiências de felicidade, sempre muito particulares a cada sujeito.

Agente comunitário de saúde: facilitador e agenciador do cuidado

Retomando a reflexão acerca da construção do cotidiano de cuidados das famílias com demandas e necessidades relacionadas à saúde e ao sofrimento mental, atribuímos destaque ao trabalho do agente comunitário de saúde (ACS), que é importante interlocutor no processo de comunicação entre os demais trabalhadores do serviço de saúde e a família.

Acredita-se que o ACS possui informações e vivências que fazem dele alguém que conhece um pouco mais sobre os comunitários e a comunidade, até pelo fato de ser exigido pela lei 10.507/2002 (e revogado pela lei 11.350/2006), que contempla o mesmo quesito em seu artigo 6, inciso I: que seja morador do território como pré-requisito para sua contratação (BRASIL, 2006).

Obviamente, isso, de forma isolada, não garante que o ACS seja eficiente na tarefa de construir vínculos; entretanto, há que se reconhecerem experiências exitosas que somente poderiam ter acontecido associadas à ação do ACS, o qual identifica situações, notifica a equipe, propõe estratégias, toma iniciativas de se aproximar e de tentar muitas e muitas vezes o acesso às pessoas que, no primeiro contato, se mostram arredias e desconfiadas diante da intervenção, da aproximação.

É o agente comunitário que transita nos vários espaços sociais: na rua onde coexistem as crianças brincando e o tráfico de drogas, na igreja, na escola, na benzedeira, na associação de moradores, no hospital quando há usuário internado, no velório de alguém de sua comunidade, na casa de parto quando uma criança está para nascer... Mais que transitar, ele tem aproximação à linguagem, à voz, ao ritmo no qual a vida local se nutre e se desenvolve com suas características peculiares do ponto de vista da construção social, cultural, religiosa.

Nesses labirínticos espaços em que a equipe de saúde, muitas vezes, tem certo receio de transitar, ou tem pouco acesso, ou pouca habilidade para estar, é o ACS quem sinaliza possibilidades, caminhos, alternativas. Por quê? Porque conhece aquela comunidade desde criança; porque se relaciona com as pessoas na feira, na fila do banco, no centro espírita, na festa, na missa, na escola, no culto, no cotidiano; porque conhece certas minúcias e sutilezas da vida local e familiar: nascimentos, conflitos, formas de solidariedade, adventos, hábitos e tantos outros ingredientes que fazem a vida seguir, interromper, seguir novamente, mudar (MARTINES, 2005).

Ao assumir essa perspectiva de facilitação, o agente comunitário permite que pessoas possam se conhecer, se comunicar e desenvolver vínculos: trabalhadores e famílias que se encontram, se mostram e materializam espaços de produção de subjetividades. Nesses espaços, cada um pode dizer quem é e como faz as leituras das experiências, desde o universo micro até o universo macro que constituem suas vidas, em pleno processo saúde-doença mental. Ali, alguns são cuidados e outros têm a intenção de cuidar, de estimular a produção de vida por meio de tecnologias de cuidado as mais variadas.

Lancetti (2006), sobre isso, aponta para a potencialidade terapêutica dos ACS, os quais são capazes de contribuir com os processos de produção de subjetividade à medida que "tecem fio a fio redes microssociais de alto poder terapêutico" (p. 94). Esses trabalhadores são capazes de interferir em situações de extremo risco e sofrimento quando, articulados à equipe, operam uma clínica que está em defesa da vida e uma clínica de saúde mental que busca a redução de internações psiquiátricas, suicídios, homicídios, uso e abuso de substâncias lícitas e ilícitas, e que trabalha com a perspectiva de uma subjetividade voltada para a noção de cidadania.

De modo complementar, Silveira (2003), em estudo de caso, focaliza o agente comunitário como o membro da equipe que mais aparece potencialmente ativo no processo de inclusão das ações de saúde mental. São os ACS os principais atores que articulam o cuidado no espaço comunitário e fazem essa "ponte" entre as ações extra e intramuros – além de serem multiplicadores dessas ações de cuidado nas comunidades. Enfim, tal posição possibilita considerar o ACS o agenciador de novas formas de cuidar em saúde mental na Atenção Básica.

REFERÊNCIAS BIBLIOGRÁFICAS

ALVAREZ, J.; PASSOS, E. Cartografar é habitar um território existencial. In: PASSOS, E.; KASTRUP, V.; ESCÓSSIA, L. (orgs.). ***Pistas do método da cartografia***: pesquisa-intervenção e produção de subjetividade. Porto Alegre: Sulina, 2009. p. 131-149.

AYRES, J. R. C. M. O cuidado, os modos de ser (do) humano e as práticas de saúde. ***Saúde e Sociedade***, São Paulo, v. 13, n. 3, p. 16-29, 2004.

BASAGLIA, F. O. Apresentação. In: AMARANTE, P. ***O homem e a serpente***: outras histórias para a loucura e a psiquiatria. Rio de Janeiro: Fiocruz, 1996, p. 13-14.

BRASIL. Lei Federal 10.507, de 10 de julho de 2002. Cria a profissão de Agente Comunitário de Saúde e dá outras providências. ***Diário Oficial da União***, Brasília, DF, 11 jul. 2002 (revogada pela Lei Federal 11.350/2006).

______. Lei Federal 11.350, de 5 de outubro de 2006. Regulamenta o § 5º do art. 198 da Constituição, dispõe sobre o aproveitamento de pessoal amparado pelo parágrafo único do art. 2º da Emenda Constitucional nº 51, de 14 de fevereiro de 2006, e dá outras providências. ***Diário Oficial da União***, Brasília, DF, 6 out. 2006.

______. Ministério da Saúde. ***Núcleo de Apoio à Saúde da Família – Nasf***, 2008. Disponível em: http://dtr2004.saude.gov.br/dab/nasf.php. Acesso em: 8 fev. 2010.

______. Ministério da Saúde. Departamento de Atenção Básica. A Estratégia Saúde da Família. Disponível em: http://www.saude.gov.br/dab. Acesso em: 22 out. 2009.

CAÇAPAVA, J. R.; COLVERO, L. A. Estratégias de atendimento em saúde mental nas Unidades Básicas de Saúde. ***R. Gaúcha Enferm.***, v. 29, n. 4, p. 573-580, 2008.

CAMPOS, G. W. S. Papel da Rede de Atenção Básica em Saúde na formação médica – diretrizes. ***Cadernos da ABEM***, v. 3, 2007.

CASTANHO, P. C. G. O laço do preconceito: a inclusão, exclusão e convivência do usuário de saúde mental a partir do conceito de alianças inconscientes e do dia a dia de um Cecco. ***Vínculo***, v. 2, n. 2, p. 70-79, 2005.

CASTELLS, M. ***A era da informação***: economia, sociedade e cultura. São Paulo: Paz e Terra, 1999.

CASTILHO, V. B. F. ***História, fundamentos e novas tendências da terapia familiar sistêmica***, s/d. Disponível em: http://www.cefacbahia.org.br/pag_internas/artigos/pdf/artigos_publicados/artigo_VC000008.pdf. Acesso em: 8 mar. 2010.

COLVERO, L. A. ***Desafios da família na convivência com o doente mental***: cotidiano conturbado. São Paulo, 2002. Tese (doutorado) – Escola de Enfermagem, Universidade de São Paulo (USP).

COLVERO, L. A.; IDE, C. A. C.; ROLIM, M. A. Família e doença mental: a difícil convivência com a diferença. ***R. Esc. Enferm. da Univ. São Paulo***, São Paulo, v. 38, n. 2, p. 197-205, 2004.

COSTA, L. A. ***Brutas cidades sutis***: espaço-tempo da diferença na contemporaneidade. Porto Alegre, 2007. Dissertação (mestrado) – Instituto de Psicologia, Universidade Federal do Rio Grande do Sul (UFRGS).

COSTA-ROSA, A.; LUZIO, C. A.; YASUI, S. Atenção psicossocial: rumo a um novo paradigma na saúde mental coletiva. In: SCLIAR, M. *et al.*, ***Arquivos de saúde mental e atenção psicossocial***. Rio de Janeiro: Nau, 2003.

CUNHA, G. T. ***A construção da clínica ampliada na Atenção Básica***. Campinas, 2004. Dissertação (mestrado) – Faculdade de Ciências Médicas, Universidade Estadual de Campinas (Unicamp).

DELEUZE, G.; PARNET, C. O ABC de Deleuze, 1998-1999. Disponível em: <http://www.oestrangeiro.net>. Acesso em: 13 mar. 2012

DIMENSTEIN, M. *et al.* Demandas em saúde mental em Unidades de Saúde da Família. ***Mental***, v. 3, n. 5, p. 33-42, 2005.

DIMENSTEIN, M. *et al.* Apoio matricial em unidades de saúde da família: experimentando inovações em saúde mental. ***Saúde Soc.***, v. 18, n. 1.

DONATI, P.; DI NICOLA, P. ***Lineamenti di sociologia della famiglia***. Roma: La Nuova Italia Scientifica, 1996.

FIGUEIREDO, A. C. Uma proposta de psicanálise para o trabalho em equipe na atenção psicossocial. ***Mental***, v. 3, n. 5, 2005. p. 44-55.

GIDDENS, M. ***Mundo em desconforto***: o que a globalização está fazendo de nós. Rio de Janeiro: Record, 2000.

GOLDBERG, J. ***Clínica da psicose***: um projeto na rede pública. Rio de Janeiro: IFB/Te Corá, 1994.

GUIMARÃES ROSA, J. ***Manuelzão e Miguilim***. 9. ed. Rio de Janeiro: Nova Fronteira, 1984.

HARDT, M. O trabalho afetivo. In: LANCETTI, A. ***O reencantamento do concreto***. São Paulo: Hucitec, 2003. p. 143-158.

LANCETTI, A. ***Clínica peripatética***. São Paulo: Hucitec, 2006.

LOPES, I. C. A contribuição paulistana à reforma em saúde mental brasileira. In: VIEIRA, M. C. T.; VICENTIN, M. C.; FERNANDES, I. A. (orgs.). ***Tecendo a rede***: trajetórias da saúde mental em São Paulo 1986-1996. Taubaté: Cabral Editora Universitária, 1999. p. 28-78.

MACHADO, A. L. ***Espaços de representação da loucura***: religião e psiquiatria. Campinas, SP: Papirus, 2001.

______. Centros de Atenção Psicossocial: tempos de realidade e ilusão. In: LUIS, M. A. V. (org.). ***Os novos velhos desafios da saúde mental***. Ribeirão Preto, SP: Fierp, 2008. p. 73-82.

MACHADO, A. L.; COLVERO, L. A. O cuidado de enfermagem: olhando através da subjetividade. ***Acta Paul. Enf.***, São Paulo, v. 12, n. 2, p. 66-72, 1999.

MALFITANO, A. P. S.; LOPES, R. E. Programa de Saúde da Família e agentes comunitários: demandas para além da saúde básica. ***Rev. Ter. Ocup. Univ. São Paulo***, v. 14, n. 3, p. 110-117, 2003.

MARTINES, W. R. V. ***Compreendendo o processo de sofrimento no trabalho do Agente Comunitário de Saúde no Programa de Saúde da Família***. São Paulo, 2005. Dissertação (mestrado) – Escola de Enfermagem, Universidade de São Paulo (USP).

MENDES, E. V. ***Uma agenda para a saúde***. 2. ed. São Paulo: Hucitec, 1999.

MINUCHIN, S. ***Famílias funcionamento e tratamento***. Porto Alegre: Artes Médicas, 1990.

NICÁCIO, M. F. S. ***Utopia da realidade***: contribuições da desinstitucionalização para a invenção de serviços de saúde mental. Campinas, 2003. Tese (doutorado) – Faculdade de Ciências Médicas, Universidade Estadual de Campinas (Unicamp).

OMS (ORGANIZAÇÃO MUNDIAL DA SAÚDE). ***CID-10 Classificação estatística internacional de doenças e problemas relacionados à saúde***. São Paulo: USP, 1997. v. 1.

OMS (ORGANIZAÇÃO MUNDIAL DA SAÚDE); OPAS (ORGANIZAÇÃO PAN-AMERICANA DA SAÚDE). Relatório sobre a saúde no mundo – 2001. ***Saúde mental***: nova concepção, nova esperança. Rio de Janeiro: Gráfica Brasil/OMS, 2001.

PAIM, J. S.; ALMEIDA FILHO, N. Saúde coletiva: uma "nova saúde pública" ou campo aberto a novos paradigmas? ***Rev. Saúde Pública***, v. 32, n. 4, p. 299-316, 1998.

PALMA, A. M. ***Representações de comunidade para o trabalho em saúde***: demandas e necessidades médico-sociais no cotidiano das práticas do Programa de Saúde da Família. São Paulo, 2009. Dissertação (mestrado) – Faculdade de Medicina, Universidade de São Paulo (USP).

PASSOS, E.; BARROS, R. B. A cartografia como método de pesquisa-intervenção. In: PASSOS, E.; KASTRUP, V.; ESCÓSSIA, L. (orgs.). ***Pistas do método da cartografia***: pesquisa-intervenção e produção de subjetividade. Porto Alegre: Sulina, 2009. p. 17-31.

PIMENTA, E. S.; ROMAGNOLI, R. C. A relação das famílias no tratamento dos portadores de transtorno mental realizado no Centro de Atenção Psicossocial. ***Pesquisas e Práticas Psicossociais***, v. 3, n. 1, p. 75-84, 2008.

PITTA, A. Reorientação do modelo de atenção: equidade e justiça social na organização de serviços de saúde mental. In: BRASIL. Ministério da Saúde. Conselho Nacional de Saúde. ***Caderno de textos da III Conferência Nacional de Saúde Mental***: cuidar sim, excluir não. Brasília, 2001. p. 20-30.

QUEIROZ, V. M.; SALUM, M. J. L. Reconstruindo a intervenção de enfermagem em saúde coletiva face à vigilância à saúde. In: ***Livro Resumo do 48º Congresso Brasileiro de Enfermagem***, 6-11 out. 1996, São Paulo, Brasil. São Paulo: ABEn/SP, 1996. p. 361.

ROTELLI, F. A instituição inventada. In: NICÁCIO, F. (org.). ***Desinstitucionalização***. São Paulo: Hucitec, 2001. p. 89-99.

SARACENO, B. ***Libertando identidades***: da reabilitação psicossocial à cidadania possível. Rio de Janeiro: IFB/Te Corá, 2001.

SCHRAIBER, L. B.; MENDES-GONÇALVES, R. B. Necessidades de saúde e atenção primária. In: SCHRAIBER, L. B.; NEMES, M. I. B.; MENDES-GONÇALVES, R. B. (orgs.). ***Saúde do adulto***: programas e ações na unidade básica. 2. ed. São Paulo: Hucitec, 2000. p. 29-47.

SERAPIONI, M. O papel da família e das redes primárias na reestruturação das políticas sociais. ***Ci. Saúde Coletiva***, v. 10, supl., p. 243-253, 2005.

SILVEIRA, D. P. ***Sofrimento psíquico e serviços de saúde***: cartografia da produção de cuidado em saúde mental na atenção básica de saúde. Rio de Janeiro, 2003. Dissertação (mestrado) – Escola Nacional de Saúde Pública Sergio Arouca/Fundação Oswaldo Cruz (ENSP/Fiocruz), Ministério da Saúde.

TAKASHIMA, G. M. O desafio da política de atendimento à família: dar vida às leis – uma questão de postura In: KOULASTIAN, S. M. (org.). ***Família brasileira, a base de tudo***. Brasília/São Paulo: Unicef/Cortez, 1998. p. 77-91.

VASCONCELOS, E. M. ***Educação popular e a atenção à saúde da família***. São Paulo: Hucitec/UVA, 2001.

VILHENA, J. Repensando a família. ***Psicologia.pt. – O Portal dos Psicólogos***, 2004. Disponível em: http://www.psicologia.com.pt/artigos/textos/A0229.pdf. Acesso em: 8 mar. 2010.

CAPÍTULO 5

PRODUÇÃO DE SUBJETIVIDADES NO CONTEXTO HOSPITALAR: UM OLHAR PARA UM DOS FÉRTEIS CAMPOS EM QUE SE SEMEIA O CUIDADO

Grasiella Bueno Mancilha
Lucas Pereira de Melo
Rosimeire Angela de Queiroz Soares

Introdução

A construção deste capítulo realizou-se a três mãos. Cada um dos autores tem familiaridade com a temática do contexto hospitalar, seja na atividade assistencial, seja como pesquisador. Três enfermeiros, conectados com o tempo das subjetividades contemporâneas de pessoas que são cuidadas, trabalham e pesquisam o cenário hospitalar explicitando realidades e questões atinentes ao trabalho do profissional da saúde mental de forma geral.

Mantendo a regularidade de nosso pensar e de nossos eixos, este capítulo descreve um tempo, angústias e a contemporaneidade. O tempo para criar outro olhar e outro cuidado no cenário hospitalar. Angústia da vivência trágica e necessária do aparato hospitalar, angústia de sucumbir à instituição total. O contemporâneo espaço hospitalar, arcaico e moderno, total e acolhedor, *démodé* e pós-moderno.

Temas férteis são detalhados aqui: o tempo de criação do hospital, a angústia da instituição total e seus desdobramentos de poder, a disciplinarização[13] de doentes e trabalhadores – os "dóceis corpos", a inclusão e a exclusão da vida e suas possibilidades, as tecnologias, a crise do paradigma biomédico, a captura de subjetividades e também suas linhas de fuga, as humanizações.

CENÁRIO HOSPITALAR, SUAS PRÁTICAS E SEUS DISCURSOS: UM OLHAR COM BASE NAS CIÊNCIAS SOCIAIS E HUMANAS[14]

O objetivo deste tópico é situar o leitor com relação ao objeto de nossas discussões – o hospital e a produção de subjetividades – partindo de uma reflexão sobre sua construção histórica e social, processo que o constituiu como uma importante instituição na sociedade moderna.

No século XVIII, o hospital passou a ser reestruturado tanto em sua funcionalidade quanto em sua estrutura física. Sua função foi incorporada a uma atividade que se pretendia terapêutica. Esse século também presenciou uma importante revolução epistemológica na medicina. Em seus últimos anos, nasce a medicina moderna, científica, influenciada pelas contribuições das obras de Morgani e Bichat: o aparecimento da anatomia patológica que proporcionou um deslocamento no foco do saber médico (FOUCAULT, 1979).

Esse novo paradigma proporcionou um reequilíbrio da medicina em torno da clínica: a relação entre o visível e o invisível, necessária a todo saber concreto, mudou de estrutura e fez aparecer, sob o olhar e na linguagem, o que se encontrava aquém e além de seu domínio. Estabeleceu-se uma aliança entre o *ver* e o *dizer*, proporcionando uma nova racionalidade ao saber médico (FOUCAULT, 2004; LUZ, 1988).

Esse paradigma científico foi acompanhado de um novo sentido organizacional, com papéis profissionais mais bem-definidos e com o início de um longo processo de especialização. Esse processo foi denominado por Foucault (1979) como a introdução de um sistema de disciplinarização e controle do corpo.

---

[13] Em defesa da sociedade, Foucault (1999) realiza um exame sobre como as diferentes formas de controle social se alteraram em decorrência das grandes mudanças sofridas pela sociedade com o advento da modernidade. E demonstra que um conjunto de reformulações econômicas, sociais, políticas e culturais colaboraram para modificar os interesses e preocupações na forma como esse controle era realizado e o poder disciplinar era organizado.

[14] Esse tópico foi adaptado de um dos capítulos da dissertação de mestrado apresentada em 2009 ao Programa de Pós-Graduação em Enfermagem da Universidade Estadual de Campinas (Unicamp) por Lucas Pereira de Melo, sob orientação do prof. Marcos de Souza Queiroz.

A partir dessa época, o hospital passa a fazer parte de um fato médico-hospitalar. Surge, portanto, um novo olhar sobre o hospital, considerado máquina de curar e que, se produz efeitos patológicos, deve ser corrigido. Essa orientação mecanicista passa a considerar as pessoas que nele trabalham como partes substituíveis para o funcionamento contínuo e eficiente da máquina (FOUCAULT, 1979; MOSCOVICI, 1996).

Há uma nova disposição dos objetos do saber – um domínio no qual a verdade se ensina por si mesma e da mesma maneira ao olhar do observador experimentado e do aprendiz ainda ingênuo – tanto para um quanto para o outro, só existe uma linguagem: o hospital, onde a série dos doentes examinados é, em si mesma, a escola (FOUCAULT, 2004). É nesse contexto que se esboça o que posteriormente ficará conhecido também como hospital de ensino ou hospital-escola.

Sobre essas questões, Foucault (2004) considera pertinente realizar alguns questionamentos éticos: 1) com que direito se podia transformar em objeto de observação clínica um doente cuja pobreza o obrigava a pedir assistência no hospital?; 2) mas olhar para saber, mostrar para ensinar, não é violência muda, tanto mais abusiva que se cala sobre um corpo de sofrimento que pede para ser minorado e não manifestado?; 3) pode a dor ser espetáculo?

O mesmo autor dá a resposta explicativa:

> Pode e mesmo deve pela força de um direito sutil que reside no fato de que ninguém está só, e o pobre menos do que os outros, que só pode receber assistência pela mediação do rico. Visto que a doença só tem possibilidade de encontrar a cura se os outros intervêm com seu saber, seus recursos e sua piedade, pois só existe doente curado em sociedade, é justo que o mal de uns seja transformado em experiência para os outros; e que a dor receba assim o poder de se manifestar; o homem que sofre não deixa de ser cidadão... A história dos sofrimentos a que ele está reduzido é necessária aos seus semelhantes porque lhes ensina quais os males que os ameaçam. Recusando-se a se oferecer como objeto de instrução, o doente se tornaria ingrato, pois teria usufruído das vantagens que resultam da sociabilidade, sem pagar o tributo do reconhecimento. E, reciprocamente, delineia-se para o rico a utilidade de ajudar os pobres hospitalizados: pagando para tratá-los, pagará de fato, inclusive, para que se conheçam melhor as doenças que podem também afetá-lo; o que é benevolência com respeito ao pobre se transforma em conhecimento aplicável ao rico: os dons benéficos são mitigar os males do pobre, de que resultam luzes para a conservação do rico. Sim, ricos beneficentes, homens generosos, esse doente que se

> deita no leito que para ele preparastes experimenta presentemente a doença de que não tardareis em ser atacado; ele se curará ou perecerá; mas em um ou outro caso, sua sorte pode esclarecer vosso médico e vos salvar a vida (FOUCAULT, 2004, p. 93-94).

Para lograr a submissão do doente ao saber biomédico, recorreu-se aos mecanismos de disciplina, os quais foram reformulados para atender às necessidades dessa instituição que emergia. Esse indivíduo doente que vinha (ou vem) buscar cura ou alívio para seu sofrimento necessitava ser enquadrado em um processo que Goffman (2005) denominou "mortificação do eu" e inclui, basicamente, as seguintes intervenções no indivíduo: 1) separação do mundo exterior; 2) privação de sua identidade; 3) espoliação de seu papel social; 4) ameaça à segurança pessoal; e 5) violação de sua privacidade.

Esses atos que sinalizam a existência de um poder e que são evidenciados pelos mecanismos de controle construídos com base na disciplina, segundo Foucault (1995), vão caracterizar o que Goffman (2005) chamou de "instituição total" ao estudar os presídios, conventos e hospitais psiquiátricos. Tais instituições são um híbrido social, parcialmente comunidade residencial, parcialmente organização formal. Em nossa sociedade, são as estufas para mudar pessoas; cada uma é um experimento *natural* sobre o que se pode fazer ao eu – nisso reside seu especial interesse para as ciências sociais (GOFFMAN, 2005; LUZ, 1986).

Tanto Goffman (2005) quanto Luz (1986) mostram que, nessas instituições, há uma divisão entre os indivíduos efetuada pelo poder institucional. O primeiro autor os denomina *equipe dirigente* e *internados*, e a segunda autora fala em *comandantes* e *subordinados obedientes*. "Desenvolvem-se dois mundos sociais e culturais diferentes, que caminham juntos com pontos de contato oficial, mas com pouca interpenetração" (GOFFMAN, 2005, p. 20). Assim, a disciplina não passou a atuar exclusivamente no doente, mas nos dois grupos de indivíduo que compõem a instituição hospitalar: os trabalhadores e os internados (doente).

Foucault (1979) enumerou as características da disciplina: 1) a disciplina é uma arte de distribuição espacial dos indivíduos; 2) a disciplina exerce seu controle não sobre o resultado de uma ação, mas sobre seu desenvolvimento; 3) a disciplina é uma técnica de poder que implica vigilância perpétua e constante dos indivíduos; e 4) a disciplina implica um registro contínuo.

Com isso, no século XIX, o hospital estava caracterizado também como uma estrutura espacial. Assim, sua arquitetura deveria servir como fator e instrumento de promoção de cura. Seu espaço passou a ser medicalizado[15] em sua função e em seus efeitos; no seu interior, houve uma transformação no sistema de poder no qual o novo personagem, o "médico de hospital", passa a ser responsável pela organização hospitalar; e se desenvolve a organização de um sistema de registro permanente do que acontece, constituindo-se assim um campo documental no interior do hospital que não é somente um lugar de cura, mas também de registro, acúmulo e formação de saber (FOUCAULT, 1979).

Seguindo o curso da história, o hospital recebeu os reflexos de diversas transformações sociais e econômicas mais amplas contribuindo para a consolidação do modelo biomédico. No final do século XIX, a humanidade vivenciava um contexto marcado por modificações econômicas, derivadas especialmente da Revolução Industrial, que repercutiram nas relações familiares e sociais mais gerais e, no campo científico, pela constituição de novas ciências, como a psicologia, a psicanálise e a sociologia.

O novo século guardava seus encantos e desencantos, vislumbrados gradativamente no passar dos anos e no desvendar de acontecimentos, rupturas, expansões, imposições de limites, intolerâncias, desenvolvimento bélico, crescimento econômico e descobertas científicas que, por consequência, ampliaram o domínio do homem sobre a natureza.

O hospital moderno foi sendo estruturado à medida que propiciou, como se discutiu anteriormente, a reformulação epistemológica da medicina. Com as transformações ocorridas na educação médica (FLEXNER, 1910), essa instituição tornou-se a "sala de aula" ideal para a formação de seus práticos. No campo econômico, o hospital moderno também assumiu o especial papel de consumidor das indústrias farmacêuticas e de equipamentos médico-hospitalares.

Se o paradigma mecanicista se expandia e produzia resultados importantes na área da saúde, o hospital recebeu as tecnologias por ele produzidas e imprimiu em sua estrutura e funcionamento suas características mais gerais.

Tido como uma das "peças" fundamentais no modelo biomédico cartesiano, o hospital, ao ser considerado uma instituição que, segundo Luz (1986), tem o significado de um conjunto articulado de *saberes* (ideologias) e *práticas* (formas de intervenção normatizadora na vida dos diferentes grupos e classes

[15] De forma sintética, Tesser (2006) define o processo de medicalização social como a expansão progressiva do campo de intervenção da biomedicina por meio da redefinição de experiências e comportamentos humanos como se fossem problemas médicos.

sociais) firmemente ancoradas na perspectiva positivista, assume também o importante papel de mantenedor e de viabilizador da hegemonia médica.

Figurando como um dos sustentadores da hegemonia do paradigma que o engendra, o hospital assegurou a extensão do poder político-ideológico da classe dominante ao conjunto da sociedade, à totalidade das classes e grupos sociais. Tomada com base nessa ótica, a instituição hospitalar pode ser considerada um microcentro de poder, uma vez que permite a reprodução simbólica de uma lógica hegemônica, o desenvolvimento de tecnologias e a acumulação de capital, própria da sociedade capitalista.

Espaço marcado por hierarquia, ordem e disciplina, o hospital moderno propicia não só para os profissionais que ali atuam como também para os indivíduos que buscam os serviços nele prestados um processo gradual de disciplinarização e submissão que tem origem em relações concretas e singulares como meio de chegar à aceitação de complexas hierarquias sociais (LUZ, 1986).

Nesse campo tomado pelo discurso e pelo poder institucionais, o médico personifica esse poder e esse discurso. As normas, rotinas e condutas disciplinares deslocam-se do imaginário para o concreto. Passando por um intrincado elo entre ordem e disciplina, as relações institucionais são construídas, manipuladas e interpretadas cotidianamente.

Sendo assim, verdadeiros campos de força se materializam na arquitetura, na disposição espacial dos objetos e dos móveis, no dimensionamento dos profissionais, no equacionamento dos horários, na eleição de cores, tons e texturas, na maneira adequada de vestir-se e comportar-se, no corpo disciplinado, no controle da sexualidade, no tom da voz, no distanciamento de emoções e sentimentalidades, entre tantos outros aspectos.

No centro dessa grande trama social que envolve o desenvolvimento da medicina moderna, o hospital – a eficiente oficina de órgãos –, palco privilegiado de um modelo hegemônico, começa, juntamente com a biomedicina cartesiana que o transformou, a sofrer as discretas mas significativas ranhuras no paradigma que o sustenta.

O pensamento moderno, racional e objetivo, tão desejado em seus primórdios, hoje não consegue explicar uma gama de aspectos e, no caso específico da saúde, de doenças e sintomas, pois direcionou seu foco de ação à alta tecnologia hospitalar e farmacêutica. Essas frestas, abertas no decorrer da história, na medicina moderna, deram espaço à infiltração gradual e bem-sucedida das chamadas medicinas alternativas e, no campo da saúde mental, para os novos dispositivos terapêuticos que se propõem mais abrangentes em suas abordagens.

As medicinas alternativas (e esses novos dispositivos terapêuticos) se fundamentam em um novo paradigma ainda em elaboração, que, segundo Martins (2003), é complexo porque implica superar as limitações de um pensamento dicotômico para fazer retornar um sujeito composto de "corpo" e "alma", de objetividade e subjetividade, de razão e emoção, sujeito que constitui um sistema autorreferente e singular, mas que se abre a interações com o meio ambiente, logo, um sujeito autoecossistêmico.

Para Queiroz (2003), esse processo é possível e compartilha com Martins (2003) o entendimento de que não se trata do abandono à medicina convencional. Pelo contrário, esse novo paradigma em elaboração, em vez de desintegrar o atual, daria a este uma chance de se renovar e de crescer, escapando do enrijecimento dogmático e da carência de rigor criativo.

No caso específico das ciências da saúde, a integração desses paradigmas permitiria uma abertura para a compreensão de aspectos sociais, psicológicos, culturais e suas interseções com o biológico, o mágico, o sobrenatural. Essa integração, ao abrir-se para o outro em sua alteridade e contexto, valorizaria o conhecimento erudito e o popular propondo um diálogo perene, em condições de igualdade.

Nesse novo paradigma, a assistência à saúde seria gradualmente deslocada do hospital como centro exclusivo de tratamento para uma gama de dispositivos terapêuticos que facilitassem o acesso dos indivíduos em geral e também a vinculação desses dispositivos com a realidade social vivenciada pelo usuário/paciente. No Brasil, essa perspectiva tem sido posta em prática por meio das políticas de saúde propostas pelo Sistema Único de Saúde (SUS) influenciado pelos Movimentos de Reforma Psiquiátrica e Sanitária iniciados nos anos 1980.[16]

Com o SUS, o hospital (espécie de "quartel-general" da biomedicina cartesiana), principalmente, começa a perder seu espaço central ao ser considerado *um* dos recursos terapêuticos do sistema de saúde. O médico, antes detentor do poder e do saber em saúde, deixa aos poucos seu papel de "comandante" para atuar em um processo de trabalho multidisciplinar e interdisciplinar, no qual outras ciências passaram a ter seus espaços e contribuições valorizados (no entanto, precisam abandonar a "timidez" e lançar-se em uma conquista eficaz e pautada em uma luta política que as legitimem). As concepções de saúde e doença passaram a ser revistas no intuito de abarcar as diversas nuances que envolvem, conferindo a complexidade que

[16] O SUS foi tratado de forma mais detalhada no Capítulo 4 da Atenção Básica.

lhes são próprias. O reconhecimento das práticas integrativas de saúde, por meio das políticas de saúde, que estão sendo resgatadas da marginalidade e postas em foco no interior dos sistemas de saúde. Os processos de gestão e administração dos serviços de saúde também sofreram tais impactos, uma vez que passaram a incluir métodos mais democráticos de organizar o trabalho em saúde, reconhecendo o conflito como fundamental para a construção da realidade social, entre outros aspectos. Os centros de formação de profissionais de saúde têm se adequado ao curso das transformações: isso se faz evidente na reformulação dos currículos com o intuito de oferecer ao formando uma estrutura educacional que o capacite a atuar nesse cenário plural de assistência à saúde. Contudo, há que se reconhecer, muito ainda precisa ser feito (MELO; CABRAL; SANTOS JÚNIOR, 2009).

Portanto, em uma perspectiva microssociológica, o hospital situa-se nessa zona de "transição paradigmática", seguindo a linha de reflexão do sociólogo Boaventura de Sousa Santos (2000), em virtude dos abalos sofridos pelo paradigma positivista que sustenta e dá organicidade à biomedicina cartesiana.

Tem se demonstrado que essa instituição, embora situada no cerne dessas transformações, também comporta a dimensão humana, os rituais, os processos de individualização, as hierarquias mais flexíveis, os espaços de socialização e lazer (MELO, 2009). Passemos agora à discussão de como esse espaço historicamente construído tem tecido relações com as dimensões humanas aí existentes e, especialmente, com a produção de subjetividade em seu interior.

Hospital: um terreno árido?

A instituição compreende um local estruturado e hierarquizado no qual se dão relações sociais e de trabalho contínuas, fortemente marcadas por normatizações (padronizações, regras, rotinas) com o intuito de disciplinar os indivíduos que nela atuam, tendo como fim primordial a obtenção de excelentes níveis de qualidade, resolutividade e objetividade. As pessoas envolvidas nas situações sociais engendradas nesse cenário são "moldadas" e "engessadas" a fim de corresponder com eficiência e produtividade ao papel social que lhes é conferido e cobrado. Essa abordagem dificulta uma atuação criativa em seu cotidiano, gerando subordinação e estagnação.

Nesse contexto, cabe trazer à discussão as reflexões realizadas por Melo (2009) sobre sua experiência etnográfica em um hospital universitário. Para o autor, a aridez do ambiente hospitalar é quase sempre esmagadora, carente de cores, isoladora e recorta o mundo dos indivíduos que nele se encontram.

Uma aridez que imprime um tom de artificialidade e de impessoalidade nos utensílios, nas atitudes, no ambiente e mantém sob controle a criatividade, a inovação, a subjetividade e o improviso. Embora Melo ressalte que nesses ambientes há pequenas frestas, construídas pelos sujeitos sociais que aí tecem o cotidiano, tais frestas são impressões humanas que contrastam com a artificialidade e com a organização industrial do hospital, que, em geral, não promove música nem poesia.

Cabe destacar a relevância dessa temática em um momento histórico caracterizado por mudanças em diversos setores da sociedade, por transições paradigmáticas, pelo amplo desenvolvimento científico e tecnológico, pela persistência de antigas porém atuais desigualdades e problemas sociais, pela "explosão" das estratégias em busca da (re)construção de subjetividades cerceadas pelo discurso racionalista moderno, e, no campo da saúde, pelas discussões – nos variados espaços de formação, pesquisa e prática profissional – em torno da política para humanização do atendimento e dos serviços de saúde (HumanizaSUS).[17]

No entanto, parece-nos pertinente uma reflexão realizada pela personagem G.H.,[18] de Clarice Lispector: "Ser humano não deveria ser um ideal para o homem que é fatalmente humano, ser humano tem que ser o modo como eu, coisa viva, obedecendo por liberdade ao caminho do que é vivo, sou humana" (LISPECTOR, 1998, p. 124). Tais palavras nos fazem pensar sobre até que ponto esse vigoroso labor em busca de uma assistência mais humana e pelas tentativas "românticas" de decorar os ambientes, como se as cores e as "artes" (também homogeneizadas e planificadas pelo discurso institucional e hegemônico) fossem, da maneira como estão postas, amenizar a dor ou a experiência da presença ou da estada dos indivíduos nos cenários terapêuticos.

Se, como afirmou Clarice Lispector, somos fatalmente humanos, talvez o que nos esteja angustiando é a necessidade de evasão dessa humanidade dos espaços de confinamento, construídos pelas instituições sociais, em um longo processo histórico-social. Até que ponto, para "libertar" essa nossa essência, precisaremos nos lançar em vivências próximas do inumano, da quebra de formas e de padrões, resgatar o elo perdido consigo, com o outro, com o cosmo?

---

[17] A Política Nacional de Humanização existe desde 2003 para efetivar os princípios do SUS no cotidiano das práticas de atenção e gestão, qualificando a saúde pública no Brasil e incentivando trocas solidárias entre gestores, trabalhadores e usuários. Sugerimos consultar o site http://portal.saude.gov.br/portal/saude/cidadao/area.cfm?id_area=1342.

[18] Em *A paixão segundo G. H.*, Clarice Lispector não faz alusão ao que significa a sigla G.H., com a qual nomina sua personagem.

Mais uma vez, devolvemos a palavra a G.H.:

> Não quero a meia-luz, não quero a cara bem-feita, não quero o expressivo. Quero o inexpressivo. Quero o inumano dentro da pessoa; não, não é perigoso, pois de qualquer modo a pessoa é humana, não é preciso lutar por isso: querer ser humano me soa bonito demais.
> Quero o material das coisas. A humanidade está ensopada de humanização, como se fosse preciso; e essa falsa humanização impede o homem e impede a sua humanidade. *Existe uma coisa que é mais ampla, mais surda, mais funda, menos boa, menos ruim, menos bonita.* Embora também essa coisa corra o perigo de, em nossas mãos grossas, vir a se transformar em "pureza", nossas mãos que são grossas e cheias de palavras (LISPECTOR, 1998, p. 158-159; grifo nosso).

É em torno dessas perspectivas que vamos discutir as vivências desses sujeitos sociais e a construção de suas subjetividades. Trata-se de uma busca do resgate da humanidade, e não da humanização; de uma desconstrução em prol da reconstrução, que, como um processo dialético que nunca tem fim, está sempre acontecendo; de uma empreitada no campo do desconhecido buscando um descobrir-se e um vir a ser constantes, sempre se surpreendendo, encantando-se, desencantando-se e voltando a se encantar.

Com isso, nosso interesse se volta para as vivências e experiências que estão entre o aqui e o ali, o branco e o preto, o claro e o escuro, o feio e o bonito, o certo e o errado, o ontem e o amanhã. Pretendemos refletir sobre o caráter líquido, vivo, em mudança constante das relações sociais engendradas pelos sujeitos sociais nos mais variados contextos socioculturais. Por isso, reconhecemos que as relações sociais nos hospitais são infindáveis e que a construção dessas relações é dependente da satisfação de algumas necessidades humanas. Para tanto, tais fenômenos sociais não podem ser "engessados"; pelo contrário, precisam ser inundados pelos movimentos da subjetividade, os quais não possuem limites predeterminados até que sejam construídos por seus protagonistas.

Contexto hospitalar: terreno fértil em que se semeiam caminhos?

Diante disso, o hospital pode ser entendido como um vasto campo de produção de cuidados de saúde. No entanto, essa produção de cuidados é prenhe em possibilidades de transcendência, rompendo o território do biológico para permear outras dimensões (ainda negadas nesse processo), como a psicossocial, a cultural, a espiritual, a política, a econômica, a educacional, a familiar etc.

No campo da enfermagem, conforme nos aprofundamos no estudo das relações entre o indivíduo-cuidador e o indivíduo-cuidado, percebemos a importância da pessoa e de sua subjetividade como elementos para dar respostas aos projetos terapêuticos e aos processos de ensino-aprendizagem.

A assistência desenvolvida pelos enfermeiros e pelos demais profissionais de saúde demonstra, em sua maioria, preocupação com o referencial biológico da doença, deixando de abordar com mais atenção o aspecto emocional e a realidade social do indivíduo – e isso se deve também aos órgãos formadores (SILVA, 2000). No entanto, é válido enfatizar que tanto os órgãos formadores quanto os serviços de saúde são elementos de um sistema mais amplo, o paradigma positivista cartesiano, que cadencia as formas de pensar, agir e sentir não só no campo da saúde como também nas demais áreas do conhecimento humano. Diversos autores (MELO, 2009; MELO; CABRAL; SANTOS JÚNIOR, 2009; QUEIROZ, 2003), porém, têm discutido os sinais de crise desse paradigma.

Cabe o registro de um comentário de Santos (2003, p. 60) sobre a atual crise paradigmática e a construção do "paradigma emergente", ou seja, "paradigma de um conhecimento prudente para uma vida decente". Falando sobre a diferença da atual revolução científica em relação ao século XVI, ele mostra que,

> sendo uma revolução que ocorre numa sociedade ela própria revolucionada pela ciência, o paradigma a emergir dela não pode ser apenas um paradigma científico (o paradigma de um conhecimento prudente): tem de ser também um paradigma social (o paradigma de uma vida decente).

Se repousarmos o olhar sobre aquele paciente em um leito de hospital e realizarmos uma escuta qualificada das manifestações expressas por seus gestos e comportamentos, estaremos, conscientemente, atentos à questão da subjetividade. A produção de subjetividades pode ser um conjunto de complexidades que particularizam a pessoa como sujeito concreto, autor e ator de uma história de vida, inserido em uma realidade social, econômica, política e cultural, portador de planos e de perspectivas, que está internado naquele momento – certo tempo, mas que traz consigo um conjunto de crenças e valores, que dão pistas sobre como e quem ele realmente é e sobre as maneiras de reagir diante das injúrias e angústias decorrentes do processo saúde-doença e, por conseguinte, de hospitalização.

Na assistência de enfermagem, percebemos que o relacionamento interpessoal profissional é muito mais que mera atitude de escuta ou de comunicação passiva com o cliente: é, acima de tudo, observar o que o rodeia, em um constante exercício de analisar seus gestos sempre buscando entender suas reações (as mais variadas e imprevisíveis possíveis) ante o processo de adoecimento, quer caminhe para a cura, quer não.

A convivência com o contexto dos serviços de saúde tem sido um convite diário para olhar profundamente a pessoa, seja o indivíduo, seja a família ou o próprio colega de trabalho. É entender que a subjetividade está, necessariamente, presente e é essencial em qualquer tipo de relação que se queira ou se necessite estabelecer. A subjetividade nos convida constantemente a contextualizar a vida do outro, suas reais condições de ser humano e então criar o cuidado das subjetividades.

Caberia aqui recordar os três eixos maiores questionadores de todo este livro: "O que significa *cuidar* em saúde mental e em saúde?"; "O que significa *pesquisar subjetividades* em saúde?"; "O que significa *cuidado das subjetividades*?".

Um olhar sensível, porém, requer uma postura diferenciada, que passe antes pela vontade/interesse, e um exercício constante estimulando o aprendizado e favorecendo a implementação de uma assistência mais integralizada, diminuindo conflitos e fortalecendo os relacionamentos entre pacientes, familiares e equipe multiprofissional.

Machado e Colvero (1999) lembram que a questão da subjetividade permeia essa interação que é fruto de nossa prática profissional, da qual emergem fatores muitas vezes não observados em um mero exame físico, porque dizem respeito às características do sujeito, que lhe são inerentes e que os particularizam dos demais. As autoras apontam ainda a necessidade de propor uma assistência sistematizada e direcionada para atender a essas demandas – também no âmbito da saúde mental, o que muitas vezes vai além dos medicamentos e procedimentos –, pois estas emanam de um sofrimento psíquico de um sujeito que solicita outros cuidados, razão pela qual, passamos a entender determinadas respostas aparentemente inadequadas/inesperadas desses pacientes.

Além disso, querer conhecer genuinamente as pessoas atendidas no contexto hospitalar nos permite identificar valores e símbolos significativos e assim contemplar tais necessidades e estabelecermos relações mais efetivas (estratégias), relações de cuidado afetivo.

Assim, quando o paciente causa inquietação no profissional de saúde para além de sua mente consciente, mobilizando emoções e *insights* (compreensão de um problema pela súbita captação mental dos elementos adequados à sua solução), são despertados saberes, emoções e gestos com uma poderosa capacidade de esclarecimentos e com grande potencial terapêutico. O profissional que não tem olhares abertos a essa realidade tem pouca eficácia na atenção subjetiva do paciente.

Esses movimentos são, em certa medida, próprios das vivências do processo saúde-doença pelos indivíduos de cada sociedade. Para Melo, Cabral e Santos Júnior (2009), tais vivências estão enraizadas em valores, crenças, práticas, representações sociais, imaginários, significados, experiências individuais e coletivas, reafirmando o caráter sociocultural dos fenômenos compreendidos nesse processo, além, é claro, de fatores psicobiológicos aí envolvidos.

Com relação aos movimentos psicossociais experienciados nesses momentos, Vasconcelos (2005) relata que a tristeza trazida pela doença significativa fragiliza o paciente e sua família, podendo quebrar as barreiras que protegem sua intimidade mais profunda, sobretudo em relação às pessoas que lhes estão cuidando. A intimidade desarrumada, povoada de precariedades, é então exposta como nunca. Podem surgir angústias... Qual subjetividade se expõe? Quem a recolhe? Quem a ampara? Qual é a alternativa possível para essa angústia?

Exemplificando os caminhos humanos possíveis nos processos de adoecimento, Sena e Gonçalves (2008), sob a luz da filosofia de Merleau-Ponty, em estudo sobre a natureza do cuidado com familiares cuidadores de pessoas com o mal de Alzheimer, concluem que as vivências desses familiares cuidadores possibilitam uma transcendência em perspectiva de vida. Tal afirmação leva em consideração esse desnudamento da intimidade nas relações familiares que envolvem o cuidar de um membro adoecido, mas vai além ao discutir como esses atores sociais atribuem significados a essa experiência.

Nessa direção, Sena e Gonçalves (2008) argumentam que, embora essa doença constitua um fenômeno para a morte (fato comum a tantas outras que, se não matam subitamente, matam "um pouco por dia")[19] – visto que a ciência ainda não descobriu uma estratégia de cura –, de alguma forma contribui para a "cura" dos

[19] Referência ao auto de natal pernambucano *Morte e vida severina*, de João Cabral de Melo Neto. Nesse brilhante texto, João Cabral resgata toda uma vivência com a morte, sempre próxima, e com a luta pela vida, quase sempre comprada a "retalhos". Tal perspectiva talvez possa nos ajudar a pensar o processo saúde-doença nos dias atuais. Será que a "morte severina", que é aquela "morte que se morre/ de velhice antes dos trinta,/ de emboscada antes dos vinte,/ de fome um pouco por dia" (MELO NETO, 1985, p. 85) não tem hoje outros nomes de "pia"?

familiares que cuidam. Os relatos trazidos nessa pesquisa revelam as diversas situações em que a experiência de cuidado de familiares com a doença de Alzheimer constituiu uma oportunidade para saúde, dignidade, respeito, afetividade, amor ao próximo, inserção social, exercício de cidadania, enfim, oportunidade de vida para os cuidadores – construção do perdão e despedidas. É como se lhes fosse dada uma "chance" para retomar muito do que foi vivido em suas histórias de vida, em um movimento fundamentalmente subjetivo, à medida que consiste em um intrincado processo dialético de (re)atribuir sentidos.

Nas situações de silêncio, dor, dependência do cuidado de outros e encontro com a possibilidade de morte, sentimentos fortes de raiva, inveja, ressentimento, autopiedade, vulnerabilidade, medo e desespero, fantasias e desejos confusos são evocados e parecem dominar o indivíduo por períodos prolongados. É um momento de intensa elaboração mental, com questionamentos dos valores que vinham norteando sua vida. Pitta (1994) considera que os processos de trabalho desenvolvidos no hospital são estressantes, expondo o profissional a vivências emocionais e físicas extenuantes por meio de situações que envolvem dor, sofrimento e morte (novamente o tempo de angústias), além do sentimento de impotência, da necessidade de agilidade e rapidez, vivências de situações que requisitam um suporte emocional, por parte de pacientes e familiares, que mobilizam experiências dolorosas, conflitantes, limitadoras, ainda não trabalhadas pelo profissional em sua própria estrutura psíquica.

O profissional de enfermagem aprimora habilidades para encontrar-se com pessoas e saber lidar com seus sofrimentos em todas as especialidades. No entanto, no caso dos trabalhadores em saúde, afirmam Melo e Queiroz (2009) em estudo etnográfico em um hospital universitário do Sudeste brasileiro, os níveis de atenção e concentração exigidos para a realização do trabalho podem gerar tensão, fadiga e esgotamento emocional, além de índices consideráveis de suicídio e uso de drogas em geral. Ainda assim, no contexto estudado por esses pesquisadores, os profissionais elaboram recursos para promover sociabilidade e a subjetivação da experiência do trabalho em saúde em uma dialética construção de sentidos. Dentre esses recursos, destaca-se o espaço físico da copa interna da enfermaria, que figura como um espaço liminar. Tal espaço compreende a dimensão viva, em mudança constante, em que os indivíduos interpretam, constroem e manipulam a realidade social.

Historicamente se tem atribuído à enfermagem o papel de elo entre os demais elementos da equipe multiprofissional e o paciente. Embora essa atribuição de proximidade traga consigo uma série de questões veladas, concernentes ao poder e à divisão social do processo de trabalho, principalmente os profissionais de enfermagem se têm valido dela como ferramenta de cuidado. É ao profissional de enfermagem que o paciente, na maioria das vezes, confidencia detalhes que serão decisivos em seu plano de cuidado e tratamento. Quando nos dispomos a escutar e incentivar esses detalhes, "lançamos a rede" para uma rica coleta de informações a respeito desse indivíduo e passamos a compreender os significados e a experiência de "estar paciente/doente", podendo intervir terapeuticamente, adequando e implementando ações de enfermagem, e até excluindo-se procedimentos desnecessários, criando o cuidado das subjetividades.

Pacientes assistidos sob cuidados paliativos, apesar de todo o aparato tecnológico, às vezes recusam medidas que vão significar sofrimento adicional: punções venosas, coleta de exames laboratoriais diários que não vão influenciar no prognóstico. Nossa contemporaneidade visualiza profissionais de saúde que aqui e ali criam e se lançam no exercício de flexibilizar o horário de banhos e medicações, das visitas, liberar "aquela comidinha" trazida de casa, a entrada do animal de estimação, enfim, concessões simples vão influenciar em todo o processo de vida – adoecimento e saúde das pessoas.

Outra abordagem a ser evidenciada é a vivência da internação psiquiátrica em hospital geral, que, segundo Botega e Dalgalarrondo (1993), tem por função fornecer temporariamente um ambiente protegido que ofereça suporte e tratamento para aqueles que apresentam comportamento desorganizado e perigoso para si e para os outros.

A coexistência da doença mental com as doenças somáticas no hospital geral nos traz pontos de reflexão importantes sobre as mudanças de paradigma do modelo biomédico hegemônico e amplia o olhar para os espaços de expressão das subjetividades, pois o conceito de "cuidado" ultrapassa a técnica propriamente dita, aquela que se dá por diversos procedimentos, para incluir o "cuidar" em outras dimensões a serem valorizadas e desenvolvidas pelos profissionais envolvidos. Para Dejours (2004), há uma dificuldade ainda maior de entendimento desse trabalho, pois as atividades evoluem em direção às tarefas imateriais; não há produção de objetos materiais, e a parte mais importante do trabalho efetivo é invisível. Para evidenciar esse trabalho, o primeiro passo é identificá-lo como parte indivisível e de fundamental importância para então desenvolvê-lo e torná-lo simbolizado.

Como evidência cotidiana desses aspectos, vários profissionais de saúde, sobretudo enfermeiros, têm trazido à discussão, em nosso grupo de pesquisas da Subjetividade em Saúde da Escola de Enfermagem da Universidade de São Paulo (EEUSP), suas vivências conflitantes. Tem sido notória a dificuldade de terem seus trabalhos reconhecidos no ambiente hospitalar com todo o seu funcionamento industrial, em que a produção deve, necessariamente, reverter-se em objeto concreto, acumulável, quantificável – se possível –, e a produção de subjetividades escapa a essa lógica.

Inserir-se na produção "industrial" do hospital com um cuidado "invisível" ou "imaterial" e ter como destinatário desse cuidado um indivíduo geralmente sem feridas, tubos, sondas, sem necessitar do aparato da tecnologia dura, pode significar pôr-se à margem do considerado trabalho em saúde! Nesse sentido, é premente enfatizarmos a dimensão técnica, o enfoque na tarefa e o empirismo que permeia o processo de trabalho da enfermagem. O fazer da enfermagem é tão fortemente atravessado pela lógica mecanicista, de inspiração positivista, e pelas relações de poder que se estabelecem nos espaços de produção da saúde que o profissional (não só o da enfermagem) tem dificuldade em vislumbrar outras dimensões do cuidado, aquela que está além de nossa massa humana!

Quiçá isso se possa traduzir em um convite para questionamentos: quais são as forças histórico-sociais que me "embriagam" e me fazem me tornar indiferente ou insensível para além do físico? Em que medida o traço biomédico balizador do meu trabalho em saúde produz a invenção cotidiana da saúde e do meu próprio trabalho? Será que o não materializado, o não acessado pela visão biológica podem ser considerados um não fazer, um não produzir, levando-se em consideração o processo de trabalho da enfermagem? O "cuidado bancário"[20] que "deposito" no corpo do outro é libertário e estimulador da autonomia de sua produção de subjetividades? Ou esse "cuidado bancário" reforça no oprimido a culpa de sua inserção em um mundo opressor, sua angústia contemporânea?

Dessa forma, passamos a entender o aspecto subjetividade que permeia não só a interação com o paciente mas também toda a rede de relaciona-

---

[20] As expressões "cuidado bancário", "depósito", "oprimido/opressor" são releituras e contribuições da obra de Paulo Freire (2006) para pensar e reinventar a saúde em tempos pós-modernos. O autor usa a expressão "educação bancária" para significar uma educação de depósito de informações e saberes como doação dos que se julgam sábios e de quase ausência de diálogos e de valorização do saber do estudante. De forma análoga pensamos durante discussões no grupo de pesquisas acerca de um "cuidado bancário", no qual o paciente/usuário fica depositário de um volume enorme de informações que o profissional, dono do saber da saúde, despeja na intenção de assistir, orientar. Acreditamos que isso desorienta e não cuida. Nossa aposta no cuidado das subjetividades é o oposto do "cuidado bancário".

mento que constitui essa complexa relação de assistir o doente institucionalizado, quer seja ele doente mental, quer não. Independentemente do tipo de comprometimento, a saúde estará fragilizada e precisamos constantemente estar com um olhar voltado para suas manifestações, as quais dizem muito sobre o indivíduo adoecido e as formas como ele reage a esse processo.

Semeando o cuidado, arando a terra: desafios e perspectivas

Diante do exposto, há que se considerar o profissional com olhar atento a todos esses aspectos, observando e questionando a máxima de que cada pessoa é singular, fruto de vivências particulares, culturais, e que a forma como se elaboram os processos certamente vai influenciar no resultado da recuperação de sua saúde (quando há o que recuperar) ou na maneira como ela passa a viver com a doença, seja somática, seja mental. Desse modo, a tônica cai no reencantamento do sujeito, admitindo que o lugar que ele ocupa é um lugar de conflito (MACHADO; COLVERO, 1999).

É um convite para que enfermeiros e demais profissionais da saúde reescrevam práticas e papéis sociais, posicionem-se em outros horizontes, tanto para si como profissionais quanto para as pessoas que necessitem de atenção. No campo específico da Atenção à Saúde Mental, tal atitude reflexiva pode proporcionar uma conexão ou (re)ligação íntima com a promoção da saúde, no contexto hospitalar, para melhor assistir o doente, o que certamente trará reverberações indiretas no aspecto biológico, culminando na construção de vibração de vida para além da promoção e da preservação da saúde.

Consideramos importante fazer aqui uma breve discussão sobre o vínculo no cuidado com a saúde. Termo sempre evocado, ação sempre recomendada, porém pouco se teoriza sobre esse conceito no processo de formação do enfermeiro, acentuando ainda mais o traço empírico do trabalho desse sujeito social. É comum a todos que o vínculo tem um impacto no processo de trabalho. Para Abrahão e Lagrange (2007), o vínculo está alicerçado em relações de confiança, de um espaço protegido em que a responsabilidade pelo cuidado é construída de forma compartilhada com o usuário e a equipe de saúde.

Para Merhy (1994, p. 138),

> criar vínculo implica ter relações tão próximas e tão claras que nos sensibilizamos com o sofrimento daquele outro, sentindo-nos responsáveis pela vida e pela morte do paciente, possibilitando uma intervenção nem burocrática nem impessoal.

É nesse espaço de ligação com o outro e, consequentemente, consigo próprio que a responsabilidade pelo problema de saúde do usuário passa a ser ressignificada. Abrahão e Lagrange (2007, p. 164) falam de uma "responsabilidade que passa pelo aumento da capacidade de escuta, que é feita pela aproximação maior com os problemas de saúde". Nossa aposta é no cuidado das subjetividades.

Os questionamentos e a busca por informações são intermináveis, assim como também o são as possibilidades de resposta e as opções de escolha. É com todo esse arsenal de conteúdo que se repensam também conceitos e definições "fechadas", pois, se a produção de conhecimento é contínua, os conceitos também não devem ser considerados acabados, mas um processo dinâmico em construção constante, considerando o momento histórico e social – a contemporaneidade. Assim, a subjetividade (entre outros conceitos) se configura como produto das redes da história e é descentrada do indivíduo, sendo sempre coletiva, pois diz respeito a um movimento dialético e de afetação entre tudo e todos como em uma dança não coreografada *a priori*, mas que se delineia no "instante já", na "epifania" do vivido.

Conhecer o outro, estar aberto para despertar o sentimento de envolvimento e de "escuta" das manifestações do outro (paciente ou não), constitui-se, portanto, em caminhos a serem percorridos, em um terreno fértil que, de acordo com as ferramentas constituídas e construídas ao longo do processo de vida dos sujeitos envolvidos, pode ser arado e semeado, e o produto da colheita – um universo de subjetividades – será qualitativamente significativo (ou não), a depender da disposição para investir e trabalhar nessa empreitada que se chama trabalho em saúde (vida).

Independentemente disso, o terreno continua lá: por fora, árido e imponente – como instituição engessada e fortemente normatizada –, mas fértil e produtivo em sua essência, por onde, como sementes jovens sedentas de água, correm vidas. Aqui se apresenta o desafio: vislumbrar essa realidade e pôr a mão no arado sem temer a seca ou a tempestade. "Começar" já é um bom começo, e nesse processo "líquido" a própria história já tem dado suas contribuições.

REFERÊNCIAS BIBLIOGRÁFICAS

ABRAHÃO, A. L.; LAGRANGE, V. A visita domiciliar como uma estratégia de assistência no domicílio. In: MOROSINI, M. V. G. C.; CORBO, A. D. ***Modelos de atenção e a saúde da família***. Rio de Janeiro: EPSJV/ Fiocruz, 2007. p. 151-171.

BOTEGA, N. J.; DALGALARRONDO, P. Saúde mental no hospital geral: espaço para o psíquico. In: LANCETTI, A. ***SaúdeLoucura (textos)***. São Paulo: Hucitec, 1993. v. 9.

DEJOURS, C. Subjetividade, trabalho e ação. ***Revista Produção***, v. 14, n. 3, p. 27-34, 2004.

FLEXNER, A. Medical Education in the United States and Canada: A Report to the Carnegie Foundation for the Advancement of Teaching. ***Bulletin***, New York, n. 4, 1910. Disponível em: http://www.carnegiefoundation.org/eLibrary/ docs/flexner_report.pdf. Acesso em: 20 jul. 2008.

FOUCAULT, M. ***Microfísica do poder***. Rio de Janeiro: Graal, 1979.

______. O sujeito e o poder. In: DREYFUS, H. L.; RABINOW, P. ***Michel Foucault – uma trajetória filosófica***: para além do estruturalismo e da hermenêutica. Rio de Janeiro: Forense Universitária, 1995.

______. ***Em defesa da sociedade***. Tradução de Maria Ermantina Galvão. São Paulo: Martins Fontes, 1999.

______. ***O nascimento da clínica***. 6. ed. Rio de Janeiro: Forense Universitária, 2004.

FREIRE, P. ***Pedagogia do oprimido***. 45. ed. São Paulo: Paz e Terra, 2006.

GOFFMAN, E. ***Manicômios, prisões e conventos***. São Paulo: Perspectiva, 2005.

LISPECTOR, C. ***A paixão segundo G.H***. Rio de Janeiro: Rocco, 1998.

LUZ, M. T. ***As instituições médicas no Brasil***: instituição e estratégia de hegemonia. 3. ed. Rio de Janeiro: Graal, 1986.

______. ***Natural, racional, social***: razões médicas e racionalidade científica moderna. Rio de Janeiro: Campus, 1988.

MACHADO, A. L.; COLVERO, L. A. O cuidado de enfermagem: olhando através da subjetividade. ***Acta Paulista de Enfermagem***, São Paulo, v. 12, n. 2, p. 66-72, 1999.

MARTINS, P. H. ***Contra a desumanização da medicina***: crítica sociológica das práticas médicas modernas. Petrópolis, RJ: Vozes, 2003.

MELO, L. P. ***Dimensões estruturais e simbólicas de um espaço hospitalar***: estudo antropológico de uma enfermaria cirúrgica em Campinas/SP. Campinas, 2009. Dissertação (mestrado) – Universidade Estadual de Campinas (Unicamp).

MELO, L. P.; CABRAL, E. R. M.; SANTOS JÚNIOR, J. A. The Health-Disease Process: A Reflection Based on Medical Anthropology. ***Revista de Enfermagem UFPE***, v. 3, n. 4, p. 426-432, 2009.

MELO, L. P.; QUEIROZ, M. S. O contexto de trabalho e a saúde ocupacional: estudo etnográfico em um hospital universitário do Sudeste brasileiro. In: CONGRESSO BRASILEIRO DE SAÚDE COLETIVA, 9., 2009, Recife. ***Anais...*** Recife: Associação Brasileira de Pós-Graduação em Saúde Coletiva, 2009. 1 CD-ROM.

MELO NETO, J. C. de. ***Os melhores poemas de João Cabral de Melo Neto***. Seleção de Antonio Carlos Secchin. 3. ed. São Paulo: Global, 1985.

MERHY, E. E. Em busca da qualidade dos serviços de saúde: os serviços de porta aberta para a saúde e o modelo tecnoassistencial em defesa da vida (ou como aproveitar os ruídos do cotidiano dos serviços de saúde e colegiadamente reorganizar o processo de trabalho na busca da qualidade das ações de saúde). In: CECÍLIO, L. C. O. (org.). ***Inventando a mudança na saúde***. São Paulo: Hucitec, 1994.

MOSCOVICI, F. ***Renascença organizacional***. 6. ed. Rio de Janeiro: José Olympio, 1996.

PITTA, A. ***Hospital***: dor e morte como ofício. 3. ed. São Paulo: Hucitec, 1994.

QUEIROZ, M. S. ***Saúde e doença***: um enfoque antropológico. Bauru, SP: Edusc, 2003.

SANTOS, B. de S. ***A crítica da razão indolente***: contra o desperdício da experiência. São Paulo: Cortez, 2000.

SANTOS, B. de S. Um discurso sobre as ciências na transição para uma ciência pós-moderna. ***Est. Avançados***, v. 2, n. 2, p. 46-71, 2003.

SENA, E. L. S.; GONÇALVES, L. H. T. Vivências de familiares cuidadores de pessoas idosas com doença de Alzheimer – perspectiva da filosofia de Merleau-Ponty. ***Texto & Contexto Enfermagem***, v. 17, n. 2, p. 232-240, 2008.

SILVA, W. V. Reflexões sobre o cuidar em saúde mental. In: JORGE, M. S. B.; SILVA, W. V.; OLIVEIRA, F. B. (orgs.). ***Saúde mental***: da prática asilar ao terceiro milênio. São Paulo: Lemos Editorial, 2000. p. 81-91.

TESSER, C. D. *Social Medicalization (I): The Exaggerated Success of Modern "Epistemicide" in Health*. **Interface – Comun., Saúde, Educ.**, v. 10, n. 19, p. 61-76, 2006.

VASCONCELOS, E. M. A espiritualidade na educação popular em saúde. In: ***A espiritualidade no trabalho em saúde***. São Paulo: Hucitec, 2005. p. 13-157.

CAPÍTULO 6

MÚSICA NO CUIDADO EM SAÚDE MENTAL

Cleber Wilhans Spolle
Ana Lúcia Machado
Karen Roberta Steagall Bigatto
Sara Giubilei Santos

> A música ensaia e antecipa aquelas transformações que estão se dando, que vão se dar, ou que deveriam se dar, na sociedade (WISNIK, 1989, p. 13).

Introdução

Quatro autores produziram este capítulo: um músico e três enfermeiras. Foram compondo o trabalho teórico na aposta de harmonizar diferenças de ritmo na escrita e no estilo. Criaram um enredo teórico associando elementos de uma vivência e de uma pesquisa. Tempos sonoros: contemporânea criação, um cuidado das subjetividades entre cada nota de angústia do sofrimento mental.

Seguindo os três eixos menores norteadores deste livro – tempo, angústia e contemporaneidade –, nossa proposta é pensar e apresentar: o tempo de ousar outra harmonia de cuidados em saúde mental com a música como instrumento tecnológico; a angústia de rascunhar a presença da música no cuidado em saúde mental com uma vivência e uma pesquisa; a contemporaneidade musical de cuidados inovadores e harmônicos em saúde mental – o experimental, o social, a geração, a obra...

Nossa pretensão, neste capítulo, é discorrer sobre a presença da música no cuidado em saúde mental. Para isso, apresentamos suas intencionalidades, seus registros históricos, biológicos e sensoriais, a produção científica encontrada sobre a temática e descrevemos duas experiências que ocorreram em locais diferentes: uma vivência e uma pesquisa. Portanto, nossa intenção não é discorrer sobre música como forma de terapia em que o terapeuta tem o domínio da situação, mas falar sobre música como forma de expressão em que o protagonista é o próprio usuário.

REGISTROS HISTÓRICOS, BIOLÓGICOS E SENSORIAIS DA MÚSICA

Inicialmente é necessário antever que a abordagem sobre música, em seu sentido amplo, como criação da potencialidade humana, permeia inúmeras definições, além de tecer diversas nuances. Assim, sua alocação nos mais diversos temas, situações, atores, sentidos e utilizações é amplamente verificada no decorrer da história do homem, confundindo-se com a própria. Portanto, é possível enquadrá-la/vivenciá-la também nas vertentes que definem os cuidados em saúde mental, na criação do cuidado das subjetividades.

De tal maneira, observa-se, ao longo da história da sociedade humana, a música como parte integrante da caracterização de várias civilizações, como observa Tame (1984) quando ressalta o papel fundamental da música na determinação de caráter da civilização.

Nesse tocante, é preciso ressaltar que a música está presente na história do homem desde suas origens, sendo utilizada como veia de manifestação de seus rituais e como veículo de comunicação entre as tribos por meio da utilização de tambores em sociedades rudimentares, como se pode observar no trecho a seguir:

> O cotidiano passou a ter a música como elemento presente, nas cerimônias religiosas, guerreiras, na caça; posteriormente, nas colheitas e em outros eventos. Também em decorrência da diversidade da aplicação da música, iniciou-se a criação dos instrumentos musicais com o objetivo de acompanhamento. As pedras começam a dar origem aos primeiros instrumentos de percussão, assim como o barro, os ossos, galhos de árvores, chifres, dentes de marfim e as folhas retorcidas, as primeiras flautas (CERQUEIRA FILHO, 2009, p. 52).

Mais adiante na história, a música está presente na mitologia grega como expressão de entretenimento, personificada na figura mitológica de Euterpe (deusa da música) e de Aede (deusa do canto), como observa Alvarenga (2007). Já na cultura dos povos bárbaros, a música, também pela utilização do tambor, servia como instrumento que ditava o ritmo dos remos que conduzia os barcos pelos mares.

No que tange à religião e aos rituais, salienta-se a utilização da música e dos mantras na cultura dos monges tibetanos como parte fundamental do cenário que permeia os rituais de meditação. Também nos rituais católicos e protestantes, a música está presente nos cantos de louvação e na execução dos instrumentos musicais. De outra forma, e de maneira mais intensa, sob a figura de protagonista, a música é utilizada como ferramenta-meio no processo de alcance do "transe" em rituais religiosos de origem africana comumente observados no Brasil, em Cuba e em muitos outros países latino-americanos nos quais se observa a prática do candomblé e de seus diversos derivados, tal como a umbanda. Essa notoriedade de levar ao transe ou ao êxtase é destacada por Wisnik (1989) quando descreve a música modal, que ressalta seu caráter ritual e terapêutico.

Assim, é notório que a música está presente no decorrer da história das sociedades humanas de diversas formas e com diferentes finalidades em tempos sonoros. Como já descrevemos, verificam-se as inúmeras facetas da música: veículo de comunicação, meio de entretenimento, cadenciador de práticas em coletividade, ferramenta-meio em rituais e práticas religiosas, além de outras possibilidades.

Em outro panorama está a importância da música na prática religiosa somada ao momento do pensamento humano que valorizava a razão, entre os séculos XIII e XVII, época do desenvolvimento da ciência e da expansão dos conhecimentos humanos técnicos. Essa conjunção resultou no domínio racional da música como produto lógico de sons. Além disso, Costas (1995) relaciona o término do quadro das relações numéricas entre os sons baseados nas vibrações do objeto sonoro (estudos de pensadores do Renascimento), transferindo a esse fato grande importância na unificação dos padrões da música ocidental.

Portanto, a racionalização do pensamento musical foi o processo que criou uma lógica sistemática e definiu determinados códigos de linguagem. A partir de então, a música torna-se uma ciência e, portanto, passível de contribuição técnico-racional – outros tempos.

Da mesma forma como na música, a expansão dos conhecimentos humanos atinge outras temáticas e desenvolve novas ciências: a matemática, a física, as ciências biológicas. A interação entre as diferentes linguagens e tecnologias possibilita e racionaliza as potencialidades da música, enquanto frequência (onda sonora), na atuação sobre o homem: produz não somente efeitos físicos — interação entre as frequências sonora e cerebral — como também efeitos comportamentais.

Como afirmam Altenmüller e colaboradores (2008), relacionando os efeitos físicos da música, a evolução dos conhecimentos humanos e sua racionalização permitem observar que os efeitos físicos da música no homem produzem uma variância no padrão de resultados afetivos e comportamentais. Ou seja, a música, por si só, como veículo de subjetividade do autor, é traduzida por cada indivíduo segundo suas vivências e demandas, e por esse motivo toca, provoca e produz subjetividades.

É possível definir a música como produto subjetivo do talento/técnica individual do músico caracterizado pela variação de uma escala sonora que transcende uma mera criação lógica. A música, como vimos, produz subjetividade atravessando as relações humanas de várias formas cujas variáveis não palpáveis escapam aos objetivos e às finalidades de seu uso.

A música está, fisiologicamente, relacionada com o humor. Quando o indivíduo se depara com um fator estressante, o sistema límbico, que é o centro das emoções, é ativado, especialmente o complexo amidaloide, que envia uma mensagem ao hipotálamo, que ordena que a hipófise libere o hormônio ACTH (hormônio adrenocorticotrófico).

Esse hormônio circula no sangue até as glândulas supra-renais, que liberam uma outra substancia, o cortisol. O cortisol faz desencadear uma cascata de reações metabólicas que prepara o organismo para fuga ou combate. A influência da música nessas situações é que esta, assim como outros sons, ativa o córtex auditivo, que interage com o sistema amidaloide. Assim, o sistema amidaloide deixa de estimular o hipotálamo, não há liberação de ACTH e, consequentemente, não ocorre a cascata de reações fisiológicas do estresse.

É importante ressaltar que nem toda música tem esse efeito benéfico. Tudo depende do tempo, da regularidade, da harmonia da música, assim como de fatores individuais do ouvinte e do próprio músico.

Música no cuidado em saúde mental

> (...) pode-se também dizer que a música, linguagem não referencial, que não designa objetos, não tem a capacidade de provocar medo, mas sim a de provocar angústia, ligada, segundo Freud, a um estado de expectação indeterminada, que se dá na ausência do objeto (WISNIK, 1989, p. 29).

A vivência e a pesquisa que são relatadas a seguir provocaram inúmeros efeitos sobre os atores envolvidos: usuários e profissionais de saúde mental. Esses efeitos caminham em diversas linhas: efeitos físicos e motores notoriamente observados; efeitos sobre o comportamento e a organização emocional: desanuviação de carga emocional – alívio de angústias; e efeitos que permeiam a inserção social, que converge num dos pilares dos novos cuidados em saúde mental. Esclarecemos que a vivência e a pesquisa ocorreram em locais diferentes.

No cerne dos efeitos físicos, podem-se relacionar como mais relevantes os avanços pertinentes à capacidade motora dos atores, sobretudo naqueles envolvidos na ação de "propriamente" tocar os instrumentos musicais. Neles, os efeitos são muito significativos, tais como o aumento da coordenação motora. Uma das justificativas centrais para esse efeito é o desenvolvimento do participante na capacidade de compreender e de reproduzir um padrão rítmico. No entanto, não se deve abdicar dos efeitos produzidos por sua inserção em atividades que requeiram disciplina, concentração, capacidade de memória e ritmo. Tais aspectos são acrescidos ainda dos efeitos positivos provocados pelo exercício da repetição de um padrão.

Já os efeitos sobre o comportamento e a organização emocional possuem vários aspectos a serem relacionados, como: expressão de sentimentos, expressão, a parte de um todo, existência de um objetivo, autoestima e, por fim, interação e integração com o meio.

A expressão de sentimentos por meio da música, como canal de comunicação com estímulos externos, ocorre pelo fato de a música agir como agente provocador (intenção musical). Os atores envolvidos no processo têm a possibilidade de experimentar novas vias com o meio externo e utilizá-las em seu processo de redução de angústias, ansiedade e sofrimento. Além disso, os atores podem provar de sentimentos menos presentes no cotidiano da doença mental, como a alegria, o amor e a felicidade – outro tempo no contemporâneo.

Da mesma maneira, a música atua como verbalizador de emoções. Mais além, no campo da expressão, atua como possibilidade, não impondo restrições, uma vez que se constitui como linguagem primitiva, inerente ao homem, como deduz Freitas (2008), correlacionando o surgimento da linguagem humana com o canto. Por outro lado, aos atores é oferecida a possibilidade de vivenciar sentimentos e experiências, e, pelo efeito de sua subjetividade, expressarem-se.

Em outro aspecto, a vivência descrita neste capítulo possibilita aos participantes a experiência de novamente se sentirem parte de um todo. Com os encontros, os laços advindos do exercício da convivência com outros indivíduos que partilham certos sofrimentos e a consequente troca de experiências, os participantes reconhecem-se no outro, o que fomenta o sentimento de coletividade.

Ademais, tendo essa vivência como um processo planejado e organizado que vislumbra um objetivo concreto – criar apresentações ao público –, os atores absorvem para si o sentido de objetivo, de meta: uma marcação de outro tempo. Essa absorção contribui para sua organização mental e emocional, sobretudo por lhes oferecer a oportunidade de estruturar logicamente seu comportamento em prol desse objetivo e experimentar novamente o prazer da realização, da utilidade e do sentido (tão onerado pela doença mental), como destaca Sekeff (2004) quando relata que a estrutura lógica da música favorece a estruturação do pensamento.

Pode-se verificar que a música como instrumento de tecnologia de cuidado beneficia seus participantes na reestruturação da autoestima. Esses encontros asseguram aos participantes a descoberta das habilidades e dos desenvolvimentos de suas capacidades, o que os remete à valorização de sua individualidade. Além disso, os envolvidos provam o reconhecimento de realizar uma atividade que é admirada por todos e pertencente ao dito comportamento social.

Ainda em se tratando dos efeitos sobre o comportamento e a organização emocional, há que salientar os benefícios regidos pelo aspecto da interação e da integração com o meio. A falta de organização mental e emocional, característica comum da doença mental, age como um ruído nos veículos de comunicação e expressão dos indivíduos. Dessa forma, eles necessitam se reorganizar mentalmente, se assim houver possibilidade dentro do diagnóstico apresentado, ou encontrar novos veículos para sua comunicação. É exatamente esse recurso que é possibilitado pelo processo da música. Nesse caso, a música atua como veículo de interlocução, transmitindo e canalizando emoções, dado que a linguagem musical, como explicamos anteriormente, constitui-se em linguagem primitiva, inerente ao ser humano. É um instrumento para o cuidado das subjetividades.

Em outro plano, no que se refere aos efeitos referentes à inserção social, pode-se definir que o processo descrito neste estudo como "vivência" atua como agente "ressocializador" dos indivíduos. O sofrimento mental, por se tratar de uma enfermidade que descola o indivíduo da lógica comportamental da sociedade, atua a fim de excluí-lo desse contexto, sendo comumente marginalizado.[21] Tendo essa consequência, uma característica discriminatória, as novas linhas de cuidado em saúde mental têm como um de seus pilares a reinserção desse indivíduo na organização social.

Uma vivência

Tendo em vista as possibilidades concedidas pela vertente da ciência na concepção musical, a seguir elaboramos uma análise estrutural de uma possibilidade de vivência da música no cuidado em saúde mental sob a forma de uma oficina de musicalização dentro de um Centro de Atenção Psicossocial (Caps).

Inicialmente, é necessário ressaltar que a vivência descrita neste estudo não constitui a única linha de inserção da música no cuidado em saúde mental. É preciso salientar que as ações descritas nesse tipo de vivência são fruto da interação entre seus atores participantes e o meio; sendo assim, os resultados obtidos configuram-se como produto de sua subjetividade.

Estruturalmente, a vivência aqui descrita foi organizada em estrutura-meio, atores envolvidos e o processo propriamente dito.

Estrutura-meio

No que se refere à estrutura-meio, é importante a existência de um espaço arejado que acolha de forma confortável os participantes. Esse espaço deve transmitir aos envolvidos, principalmente, o cuidado para com a atividade a ser realizada.

Em outra via, é necessária também a existência de instrumentos musicais, de equipamentos de som e de suporte administrativo.

[21] Sobre a temática inclusão-exclusão, consultar o Capítulo 2 deste livro.

Atores envolvidos

Para a realização de uma oficina de musicalização em saúde mental, é necessária a participação de profissionais de saúde (enfermeiros, psicólogos, médicos psiquiatras ou técnicos de enfermagem, entre outros) e de profissionais de música.

Quanto à participação de um profissional de saúde, é preciso destacar que ele deve se comportar como um ator integrado ao processo do grupo e, no caso de uma eventualidade, atuar na linha de cuidado em saúde propriamente dita.

No que se refere à atuação do profissional de música, é importante ressaltar que ele deve ser dotado de habilidade e sensibilidade para com as características dos atores envolvidos no processo do grupo. Mais além, esse profissional deve conhecer os fundamentos do cuidado em saúde mental e, portanto, caminhar na consonância da interação, da integração e da reabilitação dos envolvidos, exprimindo tais fundamentos não somente em sua técnica, mas, sobretudo, em seu comportamento. Assim, deve objetivar a adaptação de suas técnicas e habilidades às sensibilidades de um cuidado em saúde mental a fim de que os participantes se sintam acolhidos e reconheçam esse espaço como um veículo que possibilite não somente sua expressão, mas principalmente integrem a expressão à subjetividade.

O processo

Inicialmente se ressalta que essa vivência é baseada, de modo fundamental, no mais antigo instrumento utilizado pelo homem – a voz –, tendo como sua matéria o canto. Dado que o canto é característica intrínseca ao homem, como infere Carmo Júnior (2005), sua utilização se justifica por ele se constituir numa ferramenta de inclusão. A falta de técnica ou habilidade não exclui o participante, uma vez que o objetivo fundamental da atividade é promover meio de expressão de integração, de reflexão e de organização de sentimentos e ideias – criando cuidado das subjetividades.

Num segundo momento, após a inserção do usuário, são introduzidas, de maneira gradativa, em respeito ao processo de assimilação dos participantes, técnicas para a utilização da voz como instrumento. Em paralelo, são desenvolvidas também técnicas para tocar outros instrumentos, segundo a disponibilidade de infraestrutura e, principalmente, das demandas de cada participante. No entanto, ressalta-se que o desenvolvimento técnico dos participantes não constitui o objetivo principal do processo, mas há que se desenvolverem suas habilidades e demandas como forma de valorização das potencialidades individuais.

As atividades iniciam-se com apresentações individuais que objetivam a interação do grupo. Dadas as apresentações, promove-se uma discussão no grupo para escolha do repertório a ser trabalhado. Cada indivíduo sugere uma música de sua preferência para fazer parte do repertório a fim de que se crie uma identificação com o trabalho. Dessa forma, o participante não apenas se identifica com o repertório mas também se sente como membro integrado ao grupo e responsável por sua construção. Dada a escolha de repertório, cada membro do grupo recebe uma pasta contendo as letras das músicas escolhidas a serem utilizadas no acompanhamento dos encontros.

Após as discussões iniciais, os encontros são semanais e se pautam no repertório escolhido. Nesses encontros, ocorrem "ensaios" das músicas até que o grupo esteja apto e confiante o suficiente para se apresentar em público. É nesse espaço que se dá a vivência em si. A cada encontro os participantes realizam trocas com seus companheiros de grupo e, progressivamente, expressam-se de maneira mais espontânea, tornando-se mais seguros e motivados por atuarem em prol de um trabalho coletivo. O processo culmina em apresentações públicas nas quais o grupo pode vislumbrar, pela reação da plateia, o resultado de todo o seu trabalho.

Outro tempo é criado, contemporaneidade de experimentações subjetivas.

Uma pesquisa

Passamos agora a descrever uma pesquisa vinculada ao projeto de iniciação científica da Fundação de Amparo à Pesquisa do Estado de São Paulo (Fapesp) realizado entre 2008 e 2009. Esse projeto foi aprovado pelo Comitê de Ética em Pesquisa da Prefeitura de São Paulo e pela unidade que o recebeu.

Destacamos o equipamento de cuidados em saúde mental, o lugar onde se articulam os conceitos já descritos aqui e a pesquisa proposta, onde o movimento de cuidados se dá no exercício laboral de uma equipe de profissionais, no empenho e na escolha dos usuários, numa composição constante de produção de subjetividades.

Trata-se de equipamento vinculado à Secretaria Municipal da Saúde de São Paulo, ou seja, um Centro de Atenção Psicossocial (Caps), uma proposta diferenciada em sua organização de atendimento, estrutura física, número de profissionais, constituição da equipe, população atendida e outros. As diretrizes organizacionais desse serviço seguem a portaria 224, de 1992, do Ministério da Saúde (BRASIL, 2004) e outros regimentos.

Numa visão ampliada, o Caps constitui-se como serviço especializado que oferece à população possuidora de algum transtorno mental uma proposta de atendimento na qual prevalece o respeito à dignidade do usuário e de sua família. A responsabilidade dos profissionais com o aprimoramento, tanto técnico quanto ético, a elaboração de um projeto terapêutico individualizado para o usuário, a construção ou a reconstrução de sua autonomia, a reinserção social e familiar dos sujeitos e a condição primordial de instituir um espaço inventivo de respeito à subjetividade fazem desse equipamento um dos representantes das propostas da Reforma Psiquiátrica no Brasil e da Reabilitação Psicossocial.

O cotidiano das equipes que trabalham nos Caps é marcado pelas alterações da política de saúde mental nas instâncias federal, estadual e municipal, além, é claro, de todo o aparato técnico-econômico dessas instâncias que, em tempos de neoliberalismo, se alteram e se rearranjam à revelia do compromisso ético de assistência à população com agravos de saúde. Assim, certas propostas não são concretizadas, outras são desmanteladas, e há certo marasmo nas articulações. À equipe, aos usuários e aos familiares competem muita resistência, poder de diálogo e convivência com fatos da realidade para cumprir as diretrizes da Reforma Psiquiátrica em face do modelo manicomial (AMARANTE, 1996).

Apresentamos então o objeto da pesquisa – a música entoando a saúde mental pela via da subjetividade. Nessa proposta, a música é utilizada como recurso integral, em que os usuários assumem a condição de protagonistas como produtores de sentidos por meio dela. No Caps estudado, há a história da formação de grupos em que a música dispara a integração, a descontração, a ressocialização e, mais recentemente, a proposta de geração de renda. São grupos em que os próprios usuários e membros da equipe tocam instrumentos musicais, cantam, compõem músicas. A atividade é ativa e dinâmica, não visando diretamente ao contato com as sensações despertadas pela escuta passiva de determinadas músicas e sua posterior expressão para trabalho terapêutico.

O objetivo dessa pesquisa foi descrever e analisar a presença da música para usuários de um Caps. É uma pesquisa exploratório-descritiva que busca levantar informações sobre a prática da música como produtora de subjetividades e um cuidado inovador em saúde mental por meio de busca bibliográfica na literatura e posterior descrição dessa prática em uma instituição de saúde mental tendo como fonte entrevistas com usuários.

Um primeiro e sutil levantamento bibliográfico em relação à temática *música como dispositivo terapêutico* e de geração de renda na saúde mental não é alentador. Os trabalhos encontrados tratam da utilização da música como prática alternativa para contribuir no alívio do sofrimento psíquico e como elemento mediador de relação com o usuário. Trata-se de experiências grupais em que se ouve a música para acessar sentimentos e provocar experiências específicas que podem gerar cuidado.

Prosseguindo a busca, encontramos referências de projetos e pesquisas com consistência semelhante ao que defendemos neste capítulo e neste livro – significar o cuidado das subjetividades em saúde mental.

A publicação de Gil (2008) é uma dissertação de mestrado que analisa o papel da música na socialização do grupo musical Meninas de Sinhá de Belo Horizonte, Minas Gerais, composto de aproximadamente cinquenta senhoras negras, idosas, de classe popular, que possuem um histórico de depressão e exclusão social.

No estudo de Costa e Oliveira (2008), temos a trajetória de usuários de um serviço de saúde mental do Rio Grande do Norte que teve seu início em uma oficina de música. Seu objetivo era introduzir a música no cotidiano dos usuários, os quais, no tempo em que escrevemos este capítulo, realizam apresentações em lugares públicos de músicas selecionadas pelos usuários.

Dantas (2008) apresenta o percurso da implementação de um dispositivo sonoro-musical numa instituição de saúde mental do Rio de Janeiro que desencadeia a criação do grupo musical Harmonia Enlouquece, o qual faz apresentações públicas com músicas produzidas pelos usuários do próprio serviço de saúde mental.[22]

Podemos observar que as populações dos estudos selecionados e analisados diferem em faixa etária, adoecimento psíquico e forma de implementação da música em seu cotidiano de cuidados. No entanto, fazem parte do cotidiano dos componentes dos grupos musicais problemas como exclusão social, familiar, falta de participação social e dificuldade de socialização. Com a implementação da música na vida dessas pessoas, houve uma melhora significativa de sua autoestima e socialização, e o resgate da

[22] Sugerimos visitar o belo site http://www.harmoniaenlouquece.com.br.

cidadania com possibilidade de assumir um papel e uma identidade social, além de minimização dos conflitos familiares e melhora acentuada no quadro clínico no que se refere a dicção, cognição e motricidade. Em resumo, houve uma significativa melhora em seu autocontrole psicossocial e emocional (DANTAS, 2008; GIL, 2008; COSTA; OLIVEIRA, 2008).

Esse fato pode ser visto nos estudos de Gil (2008) e Dantas (2008), em que as músicas produzidas e interpretadas pelos participantes dos grupos musicais reproduziram suas experiências, dificuldades e impulsos interiores como forma de sensibilização dos ouvintes, valorização da diversidade e aceitação da diferença.

A música para o artista é a forma como ele extravasa seus impulsos inconscientes, suas angústias, inquietudes, sentimentos e emoções em algo audível e compreensível, transformando-os numa realidade física que é percebida pelo ouvinte (MAHEIRIE, 2003; RIBAS, 1950).

Maheirie (2003) ainda sustenta que, ao escutar uma música, podemos tornar mais complexos nossos saberes, despertando novas reflexões para uma experiência que não tenhamos vivenciado, permitindo-nos conhecer e compreender realidades diferentes, enriquecendo nossas experiências sem que necessariamente as tenhamos conhecido no âmbito do real.

Gil (2008) afirma que a música, além de envolver a subjetividade e mobilizar emoções, possibilita a expressão, o discurso do sujeito e produz ações em seu biológico: "(...) se a música é vida, saúde e faz o coração bater, ela representa pulso, ritmo, cadência (um coração que bate) e representa também: força, energia (saúde) que, por si, necessitam de pulso, de vida" (GIL, 2008, p. 100).

A produção musical utiliza conhecimentos técnicos que exigem operações cognitivas, pondo em atividade capacidades de atenção, memória, raciocínio, operações de categorização e a reorganização entre diversas regiões cerebrais (BIGAND, 2005). Esse fato pode ser evidenciado no estudo de Costa e Oliveira (2008), em que o quadro clínico dos usuários referente a dicção, cognição e motricidade melhorou.

A produção da música requer operações cognitivas e uma reelaboração dos sentimentos e emoções, permitindo uma nova profundidade e significação. Assim, por meio da linguagem da música, há "possibilidade de articulação entre o conhecimento técnico, a transformação das emoções, a imaginação e a reflexão, a partir dos elementos do som e do silêncio presentes no mundo, em função do ainda não existente" (MAHEIRIE, 2003, p. 152).

Na oportunidade de conversar com profissionais do Caps envolvidos com cuidados relacionados à música, percebe-se que o entendimento de todos é de que a música, para além da pura execução, faz parte de uma das criações do ser humano. Criação de linguagens e, portanto, formas de ver, imaginar, representar e transformar o mundo e suas vivências nele.

Acreditam também que não há cultura humana que não tenha criações musicais e que, nesse serviço em que a proposta de cuidado é o respeito à cidadania, a música compõe muito bem com as outras modalidades de cuidado. Acreditam no exercício da música como uma estética de subjetivação, como mais um espaço de expressão do sujeito, como uma possibilidade de lidar com emoções, um modo de ler e interpretar o sofrimento psíquico e suas questões. Hoje se amplia a possibilidade da ressocialização com base na música, na reabilitação psicossocial com a proposta de gerar renda para os usuários com a produção e apresentações com os grupos – experiência de concretização do cuidado das subjetividades.

A vivência dos profissionais com música e sua determinação em amparar os usuários em suas experiências musicais representa um respeito às subjetividades em questão no momento. Amparam os usuários em seus momentos de crise, suas dissonâncias, seus desacertos, suas faltas, suas buscas, suas angústias.

> O som é um objeto subjetivo, que está dentro e fora, não pode ser tocado diretamente, mas nos toca com uma enorme precisão. (...) Entre os objetos físicos, o som é o que mais se presta à criação de metafísicas. As mais diferentes concepções do mundo, do cosmo, que pensam harmonia entre o visível e o invisível, entre o que se apresenta e o que permanece oculto, se constituem e se organizam através da música (WISNIK, 1989, p. 28-29).

Passamos a apresentar as entrevistas realizadas com usuários. As entrevistas foram abertas, gravadas e transcritas posteriormente, ou seja, uma “conversa com finalidade”, para que o entrevistado discorresse sobre a temática da pesquisa, tendo como objetivo: descrever e analisar a presença da música para usuários de um Caps.

Para a análise das entrevistas, utilizou-se a análise de conteúdo, com a formação de temas principais, na crença de que, para que possa ser “adequada ao domínio e ao objetivo pretendido, tem que ser reinventada a cada momento” (BARDIN, 1994, p. 31).

Analisando as entrevistas com os usuários, obtivemos seis temáticas expostas a seguir:

1) familiares com atividade artística;
2) música como terapia;
3) música e religiosidade;
4) música trazendo conhecimento;
5) reconhecimento como pessoa; e
6) música como integradora.

1 – Familiares com atividade artística

A presença de parentes de primeiro ou segundo grau estimula o usuário com sofrimento psíquico a querer desenvolver seu potencial artístico. Esse desejo proveniente da vivência com familiares pode ser um meio a se manifestar e a se expandir nos serviços de saúde mental, desde que seja descoberto pelos profissionais de saúde, a fim de potencializar as habilidades desses usuários para se integrarem à sociedade de forma harmônica:

> É o seguinte, eu gosto muito da música, porque eu tinha uns pais, que era pai do meu pai, que era um sanfonista, e a minha mãe era bailarina.
> Era bailarina. Ela era bailarina lá no, no teatro. Aí eu fiquei gostando de um dia ter uma vida artística. E eu queria, eu queria...

O estímulo pode gerar uma vontade de desenvolver o canto, aprender instrumentos musicais e promover a socialização, por ser necessário participar de grupos musicais ou de escolas para tal crescimento cognitivo:

> Eu aprendi a tocar samba da rua. Samba na rua. Aí mesmo veio o desejo de ter uma vida artística. Música. Como cantor. Entendeu? Ou futebol.
> Então, tocar rebolo... E tudo. Só faltou o cavaquinho e o violão que eu não sei tocar não...

O conhecimento da história pessoal, das experiências de vida e de vida em família é significativo para a equipe de cuidados tomar ciência de habilidades, desejos e possíveis desenvolturas por diversos setores da vibração da vida, incluindo a música.

2 – *Música como terapia*

Usuários com sofrimento psíquico muitas vezes se isolam por apresentar uma patologia que traz limitações psíquicas ou físicas malcompreendidas ou interpretadas em determinados grupos sociais. Esses fatos podem criar desânimo, dificuldade em viver no meio social. Assim, oficinas, de modo geral, são formas de terapia que proporcionam ao usuário um senso de atividade, de ação, de estar ativo, de socialização, trazendo a vida:

> Eu estou na oficina da batata também. É uma terapia também. Porque eu tava tomando remédio. Eu tomava remédio e dormia. Aí a médica colocava o remédio em mim e eu nem sentia o efeito do remédio. Agora eu estou na oficina da batata e na oficina da música.

Vale ressaltar que o trabalho com pessoas em sofrimento psíquico requer habilidades para mudar constantemente o rumo das atividades terapêuticas programadas, pois estas não podem ser pensadas num sentido linear, conforme se comprova no depoimento seguir:

> Estava passando por dificuldade na vida. Estava chateado. Estava sem fazer nada. Desanimei, aí parei a oficina da música. E até hoje eu estou na oficina da música e da batata. Que é uma coisa que eu estou gostando muito. Porque é uma coisa que traz outra vida pra mim. Eu não fico só parado tomando remédio, remédio, remédio... Não dá. Não dá.

A música é vista como uma terapia por proporcionar um tipo de bem-estar, leveza e estímulo para persistir, gerando um sentimento de conquista de algo ou de um lugar diante da vida. As oficinas oferecem aos usuários a oportunidade de resgatar a cidadania por meio da convivência em grupo, do respeito aos companheiros, do trabalho e do cumprimento de regras sociais e de convívio.

Segundo Bueno e colaboradores (2006), para a psicopedagoga musical Violeta Hemsey de Gainza (1988, p. 88) a música é "coadjuvante do desenvolvimento integral do ser humano" e, no caso de indivíduos que apresentam deficiências ou problemas físicos, afetivos, mentais e/ou de integração social, a dimensão educativa da música se amplia para dar lugar à função terapêutica.

O resumo mais sutil e belo do que representa a vivência com a música, as oficinas de música, os espaços para se fazer e trabalhar (cantar, tocar) nos serviços de saúde mental é a seguinte frase: "Eu me sinto vivo cantando." A doença é angústia, é sofrimento real e devastador, talvez a música traga pequeno alento, mesmo que temporário, diante do emaranhado de sofrimento:

> Eu me sinto vivo cantando. Me parece. E eu estou falando de mim, não de vocês nem dos outros pacientes. A música me rejuvenesce. Ela me rejuvenesce! E desde que eu me entendo por gente, eu sempre diferenciei assim a minha vida: caminho, verdade e música; música, caminho, verdade. Como se fosse minha Ave-Maria, meu Pai-Nosso. E minha Salve-Rainha.

3 – Música e religiosidade

Percebemos que muitos usuários relacionam música com religiosidade, afirmando sentir a presença de Deus ao ouvir ou cantar uma música:

> Aí eu comecei a cantar na igreja. Aí o que acontece, comecei a cantar nas igrejas. E até hoje eu estou na música.

> Eu sinto a presença de Deus.
> Porque Deus sempre gostou de música. Jesus Cristo, né? Então eu estou seguindo os passos que Ele me deixou fazer. Começando meus primeiros passos através de canções. Através de canções. Meus primeiros passos foram assim também e vão ser para sempre. Essa minha aliança com a música vai ser para sempre... Vai ser um laço de amizade, prosperidade e fraternidade comigo mesmo.

A espiritualidade tem aspectos cognitivos, experienciais e comportamentais. Os aspectos cognitivos ou filosóficos incluem a busca por significado, propósito e verdade na vida, e as crenças e valores pelos quais os indivíduos vivem. Os aspectos emocionais da experiência envolvem sentimentos de esperança, amor, conexão, paz interior, conforto e suporte. Já os aspectos comportamentais da espiritualidade envolvem a forma como a pessoa manifesta externamente sua crença espiritual individual e o estado de espírito interno (ANANDARAJAH; HIGHT, 2001; LEÃO, 2007). Dessa forma, a ligação da música com a religião e/ou a espiritualidade promove mudanças no bem-estar físico e psicológico, uma vez que a música implica integração de várias dimensões na vida da pessoa.

A música, ao ser experienciada no aspecto religioso, pode ser vivenciada intrapessoalmente, como uma conexão com o próprio "eu"; interpessoalmente, no contexto com outros e no ambiente natural; e transpessoalmente, referindo-se a um sentido de ligação com o oculto, Deus, ou poder superior ao eu e aos recursos ordinários (REED, 1992; LEÃO, 2007).

4 – Música trazendo conhecimento

Foi apontado por usuários que a música proporciona conhecimento ao ser um meio que os liga ao mundo, aos acontecimentos, aos fatos, proporcionando um sentimento de união com o todo (mundo). Portanto, pode-se considerar que, para alguns usuários, haja sutil aquisição de conhecimentos linguísticos, geográficos e artísticos ao ouvir e prestar atenção na letra ou na melodia com o intuito de compreender, assimilar, gerando também introspecção:

> Só trazem conhecimento que eu fico guardando.
>
> Gosto de todas elas. Da televisão, da MTV.
>
> Escuto muito rock, MPB, da MTV, né? Samba-rock, rock, popular.

Fisher (1987, p. 20) afirma que a arte tem a função intrínseca que "concerne sempre ao homem total, capacita o 'Eu' a identificar-se com a vida de outros, capacitando a incorporar aquilo que ele não é, mas tem possibilidade de ser (...). A Arte é necessária para que o homem se torne capaz de conhecer e mudar o mundo" e a si mesmo, possibilitando a pessoas em sofrimento psíquico certa integração e conexão com a vida cotidiana.

5 – Reconhecimento como pessoa

A música é vista como meio de ascensão, por transformar um modo de ser visto, de ser aceito, e como possibilidades de ampliar certas condições de vida. Isso, para usuários em sofrimento psíquico, é motivador por proporcionar um meio de inserção social, por ter caráter coletivo e capacidade de promoção da integração e da socialização entre as pessoas:

> É, quero ser alguém na vida. Quero ser um cantor famoso. Quero que alguém copie tudo que eu fiz. Eu quero me dar bem na vida, ganhar muito dinheiro, ficar famoso. E fim.

Usuários em sofrimento psíquico sofrem exclusão social, por exemplo, por não serem compreendidos pelos sinais e sintomas da patologia que apresentam ou mesmo das consequências da medicação de que fazem uso. Assim, a música é um meio de aceitação social, de ser ouvido, respeitado e reconhecido pelo que é, proporcionando um meio de expressão social:

> Eu gosto de cantar, porque a gente é bastante respeitado aqui e lá fora. E essa retrospectiva de vida que eu tenho com a música é bem-aceita em qualquer lugar que eu vou. Eu sou bem-aceito, eu sou bem-recebido. Todos os lugares estão de portas abertas para me receber. Nem preciso falar que eu canto que logo já descobrem. Nos primeiros olhares já descobrem que eu canto e que eu vivo de música. Porque eu amo ela. Porque eu amo ela. As músicas. As canções. As músicas e as canções. As canções e as músicas. Eu me sinto bem cantando. Eu me sinto bem dublando. E me sinto bem fazendo ela ao vivo. Mostrando ela viva. Mostrando ela para todos os ouvintes. Para todos os meus fã-clubes e meus telespectadores.

Impossível não lembrar aqui trechos da música "Balada do louco", de Rita Lee e Arnaldo Baptista (1972): "(...) Se eles têm três carros, eu posso voar. Se eles rezam muito, eu já estou no céu. (...) Mas louco é quem me diz, e não é feliz, não é feliz. Eu juro que é melhor, não ser o normal, se eu posso pensar que Deus sou eu (...)."

6 – Música como integradora

A música tem um caráter integrador ao auxiliar a compreensão de aspectos múltiplos no ser humano que, de alguma forma, preenchem o vazio dessa desunião:

> A música são meus laços de amizade, irmandade...

> Ah, o que eu gosto da música! O que ela traz pra mim? Uma paz! A música traz uma paz mesmo, de relaxar, de se distrair. É um meio de mim. Como

> eu posso dizer. Um meio de ser feliz. E um meio de preencher o vazio, né? Falta alguma coisa para eu preencher esse vazio, mas eu preencho esse vazio com a música. Entendeu? Não há outra coisa para eu preencher, então vai a música mesmo.

Para Fisher (1987, p. 56), "a arte pode elevar o homem de um estado de fragmentação a um estado de ser íntegro, total. A arte capacita o homem para compreender a realidade e o ajuda não só a suportá-la, mas a transformá-la". Assim, a música constitui um caminho de compreensão, ajudando a integrar a fragmentação causada, principalmente, nas pessoas em sofrimento psíquico.

CONSIDERAÇÕES FINAIS

> Eu diria que o homem está sempre em busca de um acorde perdido. Só que ele nunca encontra as notas perfeitas para organizá-lo dentro de sua harmonia perfeita. Então, são colocadas novas notas musicais, que se encaixam dentro de uma harmonia ideal, existindo, assim, várias formas de montar um acorde, várias formas de pensarmos o conhecimento (...) (GIL, 2008, p. 99).

A música pode influenciar qualquer dimensão do ser: emoção, mente, corpo e espírito. Assim, na maneira como a concebemos, ela continua a possibilitar o encontro entre os seres, o encontro do homem com sua própria essência, e a facilitar a compreensão do sentido da vida, numa experiência que ocorre sempre de forma única, subjetiva e que, potencialmente, busca reunir todas as dimensões humanas (LEÃO, 2007).

A expressão pela música possibilita a integração entre aspectos cognitivos e emocionais, conduzindo a implicações psicossociais, mudanças comportamentais e reavaliação da realidade vivenciada pelo indivíduo (CRAVEIRO; TEIXEIRA, 2006).

Toda arte é uma forma sutil de expressão da pessoa, que reflete necessariamente seu comportamento individual, social e coletivo, causando uma mudança no modo como percebe e sente o mundo a seu redor.

Existem experiências bem-sucedidas que utilizam a música como meio de socialização, integração e fonte de renda. A estrutura da proposta, as questões do processo saúde-doença mental de cada usuário e o modo como a música se insere no cotidiano de cuidados em cada experiência são diferentes; no entanto, os componentes de cada grupo têm em comum a vivência da exclusão, a falta de participação social e a dificuldade de integração. O exercício de sugerir e experimentar junto com usuários e familiares propostas de cuidado que envolvam a música pode provocar alterações na autoestima dessas pessoas, um resgate da cidadania com possibilidade de assumir um papel e uma identidade sociais, além de melhoras físicas na cognição, na motricidade e na dicção.

A sensibilidade, a presença da alteridade, da diferença ao se pensar, compor, escutar, aprender e cantar uma música é de certa grandiosidade e ainda não devidamente explorada no campo da saúde mental. Como nossa proposta são o cuidado do humano e o cuidado das subjetividades, a musicalidade, com suas nuances, interações e ineditismos, pode ser um dos aparatos de busca para os profissionais junto aos usuários com sofrimento psíquico.

A música muitas vezes é o ponto de partida de uma amizade, é o elo de um grupo. Portanto, a música permite o alívio do sofrimento psíquico ao transformar sentimentos e emoções em algo audível e compreensível, possibilitando à pessoa ser protagonista enquanto produtora de sentidos, mesmo que momentâneos. Permite também a integração, a descontração e a ressocialização do usuário de serviços de saúde mental ao possibilitar a expressão por meio da linguagem musical em apresentações públicas ou no próprio meio de convívio diário, além de exigir operações cognitivas, levando a uma reorganização cerebral.

Pode-se considerar que a inserção da música no cuidado das subjetividades em saúde mental atinge objetivos fundamentais para a promoção da reabilitação e da reinserção social das pessoas com sofrimento psíquico. Possibilita benefícios físicos, comportamentais e, fundamentalmente, sociais, sobretudo por suas práticas se distanciarem dos métodos de cuidado clássicos (manicômios). A música, portanto, reduz as distâncias entre as pessoas, o que permite trocas de diversas dimensões. Oferece reabilitação por meio da reinserção, com o uso de um processo que tem como característica primeira a oferta não discriminatória de possibilidades.

Finalizamos por ora com um trecho do livro *Alucinações musicais*: relatos sobre a música e o cérebro, do neurologista americano Oliver Sacks:

> Nós, humanos, somos uma espécie musical além de linguística. Isso assume muitas formas. Todos nós (com pouquíssimas exceções) somos capazes de perceber música, tons, timbre, intervalos entre notas, contornos

> melódicos, harmonia e, talvez no nível mais fundamental, ritmo. Integramos isso tudo e "construímos" a música na mente usando muitas partes do cérebro. E a essa apreciação estrutural, em grande medida inconsciente, adiciona-se uma reação muitas vezes intensa e profundamente emocional (2007, p. 10-11).

Ainda nesta obra, SACKS (2007, p.11) nos apresenta as ideias de William James sobre "suscetibilidade à música", a qual pode afetar a todos. A música pode nos acalmar, animar, consolar, emocionar. Pode nos ajudar a obter organização ou sincronia quando estamos trabalhando ou nos divertindo. Entretanto, para pacientes com várias doenças neurológicas, ela pode ser ainda mais poderosa e ter imenso potencial terapêutico. Essas pessoas podem responder intensamente e de maneira específica à música (e, às vezes, a mais nada).

REFERÊNCIAS BIBLIOGRÁFICAS

ALTENMÜLLER, E. *et al.* À flor da pele. ***Mente e Cérebro***, v. 17, n. 13, p. 78-82, 2008.

ALVARENGA, M. Z. ***Mitologia simbólica***: estrutura da psique e regências míticas. São Paulo: Casa do Psicólogo, 2007.

AMARANTE, P. D. C. ***O homem e a serpente***: outras histórias para a loucura e a psiquiatria. Rio de Janeiro: Fiocruz, 1996.

ANANDARAJAH, G.; HIGHT, E. Spirituality and Medical Practice: Using the HOPE Questions as a Practical Tool for Spiritual Assessment. ***Am Fam Physician***, v. 63, n. 1, p. 81-89, 2001. Disponível em: http://www.aafp.org/afp/20010101/81.html. Acesso em: 8 jan. 2007.

BAPTISTA, A.; LEE, R. Balada do louco. In: MUTANTES. ***Mutantes e seus cometas no país do Baurets***. Polydor, 1972. Faixa 6.

BARDIN, L. ***Análise de conteúdo***. Lisboa: Edições 70, 1994.

BIGAND, E. Ouvido afinado. ***Viver Mente & Cérebro***, n. 149, p. 59-62, 2005.

BRASIL. Ministério da Saúde. Portaria SNAS n. 224, de 29 de janeiro de 1992. Estabelece diretrizes e normas à assistência em saúde mental. ***Legislação em Saúde Mental 1990-2004***. 4. ed. rev. e atual. Brasília: Ministério da Saúde, 2004. p. 243-252.

BUENO, R. M. *et al.* Promoção da saúde mental: música e inclusão social no centro de atenção psicossocial de Castro/PR. 2006. Disponível em: http://www.uepg.br/revistaconexao/revista/edicao03/artigo13.pdf. Acesso em: 21 set. 2009.

CARMO JÚNIOR, J. R. ***Da voz aos instrumentos musicais***: um estudo semiótico. São Paulo: Annablume, 2005.

CERQUEIRA FILHO, I. J. ***A história da flauta***. São Paulo: Biblioteca 24x7, 2009.

CORREA, E. J.; CUNHA, E. S.; CARVALHO, A. M. ***(Re)conhecer diferenças, construir resultados***. Brasília: Unesco, 2004.

COSTA, G. E. A.; OLIVEIRA, P. E. B. Grupo experimentação: música e saúde mental numa nota só. In: FÓRUM INTERNACIONAL DE SAÚDE COLETI-

VA, SAÚDE MENTAL E DIREITOS HUMANOS, 2., 2008, Rio de Janeiro. ***Anais...*** Rio de Janeiro: Universidade do Estado do Rio de Janeiro, 2008. Disponível em: http://www.saudementaledireitos.com.br/programacao/tl.php. Acesso em: 26 jul. 2008.

COSTAS, C. J. ***A história da música clássica***: guia de apreciação musical. Rio de Janeiro: Ediciones Del Prado S.A., 1995.

CRAVEIRO, L. S.; TEIXEIRA, M. F. S. ***De sons e sentidos***: a psicologia da música sob o olhar da complexidade. 2006. Disponível em: http://www.redebrasileiradetransdisciplinaridade.net/file.php/1/Artigos_dos_membros_da_Rede/Trabalhos_apresentados_no_II_Congresso_Mundial/Artigo_Leomara_Craveiro_de_Sa_e_Celia_Maria_Ferreira_S._Teixeira.doc. Acesso em: 25 jul. 2008.

DANTAS, S. M. Grupo harmonia enlouquece: percurso de uma história e fundamentos de uma prática musicoterápica na saúde mental. In: FÓRUM INTERNACIONAL DE SAÚDE COLETIVA, SAÚDE MENTAL E DIREITOS HUMANOS, 2., 2008, Rio de Janeiro. ***Anais...*** Rio de Janeiro: Universidade do Estado do Rio de Janeiro, 2008. Disponível em: http://www.saudementaledireitos.com.br/programacao/tl.php. Acesso em: 26 jul. 2008.

FISHER, E. ***A necessidade da arte***. Rio de Janeiro: Zahar, 1987.

FREITAS, J. Linguagem natural e música em Rousseau: a busca da expressividade. ***Trans/Form/Ação***, v. 31, n. 1, p. 53-72, 2008.

GAINZA, V. H. de. ***Estudos da psicopedagogia musical***. São Paulo: Summus, 1988.

GIL, T. N. ***Meninas de sinhá***: a reinvenção da vida nas tramas do discurso musical. Belo Horizonte, 2008. Dissertação (mestrado) – Faculdade de Educação, Universidade Federal de Minas Gerais (UFMG).

LEÃO, E. R. Reflexões sobre música, saúde e espiritualidade. ***O Mundo da Saúde***, v. 31, n. 2, p. 290-296, 2007.

MAHEIRIE, K. Processo de criação no fazer musical: uma objetivação da subjetividade, a partir dos trabalhos de Sartre e Vygotsky. ***Psicologia em Estudo***, v. 8, n. 2, p. 147-153, 2003.

REED, P. G. An Emerging Paradigm for the Investigation of Spirituality in Nursing. ***Res Nurs Health***, n. 15, p. 349-357, 1992.

RIBAS, J. C. ***Música e medicina***. São Paulo: Edições Neurônio, 1950.

SACKS, O. ***Alucinações musicais***: relatos sobre a música e o cérebro. São Paulo: Companhia das Letras, 2007.

SEKEFF, M. L. Características psicológicas da música. ***Arte e cultura III***: estudos transdisciplinares. São Paulo: Annablume, v. 3, 2004. p. 25-37.

TAME, D. ***O poder oculto da música***: transformação do homem pela energia da música. São Paulo: Pensamento Cultrix Ltda., 1984.

WISNIK, J. M. ***O som e o sentido***: uma outra história das músicas. São Paulo: Companhia das Letras, 1989.

Impressão Sermograf Artes Gráficas e Editora Ltda.
Rua São Sebastião, 199
Petrópolis, RJ

Fevereiro, 2013